CRYSTALS for BEGINNERS

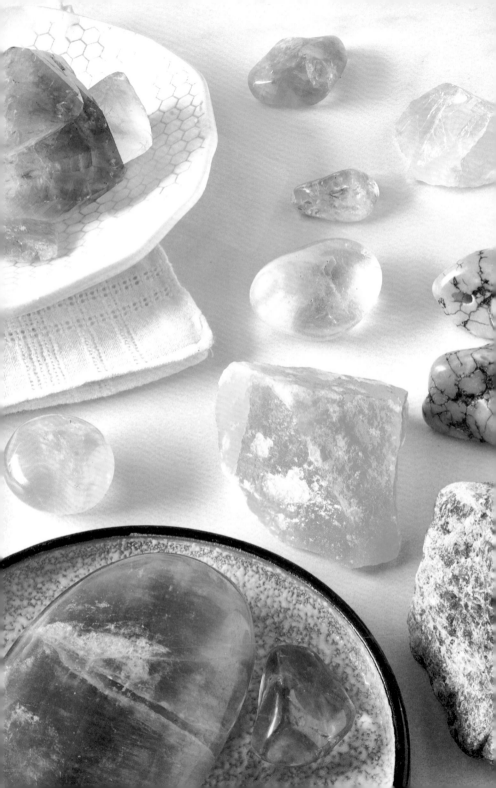

美國 NO.1 長暢經典！

# 水晶能量療癒指南

## Crystals for Beginners

The Guide to Get Started with the Healing Power of Crystals

50款基本水晶使用指南+75種能量處方

建立數量雖少,但力量強大的水晶收藏

楓 樹 林

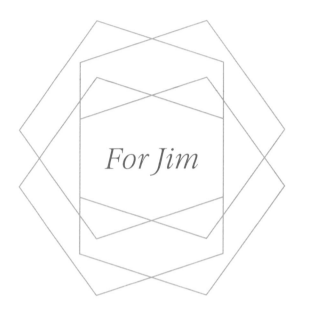

*For Jim*

# CONTENTS

# PART 3 利用水晶改善你的生活

## CHAPTER 7 水晶處方　118

# 引言

　　我們生活在對身心靈造成巨大壓力的世界，日常生活中的每件事，舉凡食物、政治、工作、事業……各種活動交雜，幾乎使我們的生活失去平衡。然而我們需要平衡，才能處在最佳狀態。

　　幾年前，我在某間不體恤員工的公司從事一份高壓的工作。每天得花好幾個小時通勤，還要照顧一個活潑的兒子以及比我更忙碌的丈夫。我們的生活忙得不可開交，犧牲了我知道「應該」要做的事：營養的飲食、定期運動以及放慢腳步，享受生命美好的活動。

　　持續處在壓力和忙碌下，讓生活中的一切都跟著遭殃。我的健康不良、身體長期疼痛，與丈夫失去曾經享有的親密感。我非常不快樂，感覺事業、家庭和我個人雖極速運轉，卻沉悶無趣。

　　某個星期六，我好不容易得到可以完全擺脫責任的空閒時間。我決定開車外出，來到離家大約三十分鐘車程的大型水晶和珠鍊商店。我被寶石和半寶石區吸引，購入幾種用來製作首飾的水晶珠子和材料，這是我從來沒嘗試過的事。

　　當天稍晚，我坐在桌子前串水晶珠子，內心深感平靜。我那馬不停蹄的思緒開始集中專注，喚醒內心曾經存在，卻幾乎要遺忘的情感。加工水晶創造出一種無憂的冥想狀態，我注意到內心重新萌芽的快樂，並為之著迷。

　　我從前便對水晶深感興趣，在三十幾歲時有過一次深刻的療

癒經驗，但它已落入回憶的黑盒子裡。而加工這些水晶珠子，讓我想起先前水晶帶給來的正面經驗，並促使我踏上新的道路。

此後我便不停蒐集和運用水晶，把它擺放在家中各處，也運用在個人治療以及有能量治療需求的人們身上。水晶是我生活中極其重要的一部分，我發現剛開始使用水晶的人，極為需要一本實用的入門指南，因此我將在這本書中分享我對水晶的認識。

《水晶能量療癒指南》是一本全方位的水晶使用手冊，目的是提供水晶的基本知識和實際的應用方法，好讓讀者能體驗這些美麗的地球元素所能給予的強大改變。

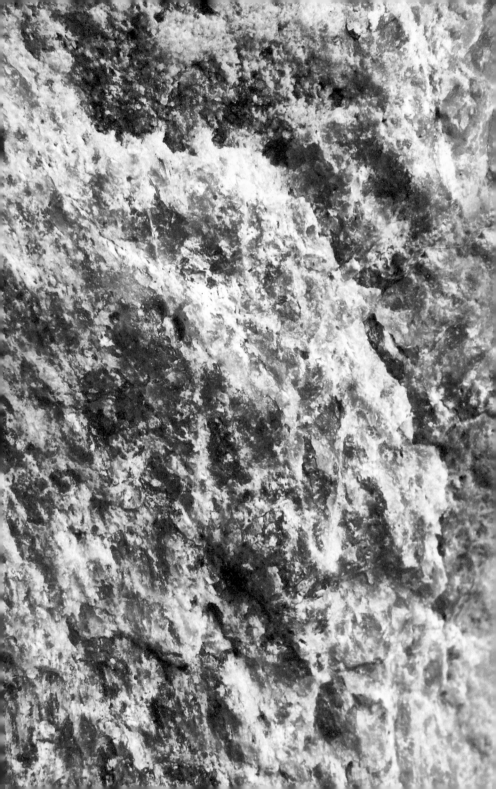

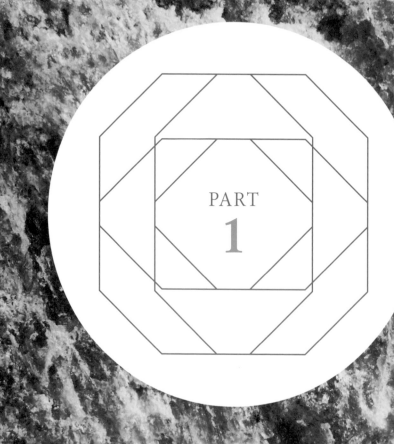

PART

1

# 水晶及
# 其療效入門

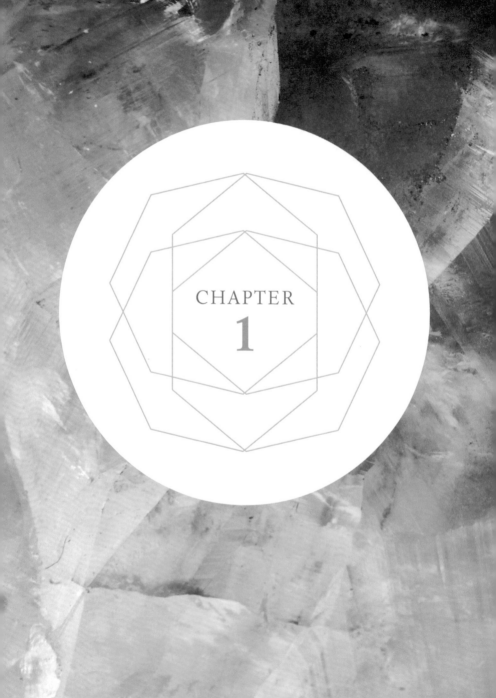

CHAPTER
1

# 水晶的力量

　　水晶外觀美麗，又有促進身心靈療癒的獨特振動能量，長久以來許多文明都視水晶為寶石和半寶石。包括美索不達米亞、埃及、中國和希臘在內的古代社會，都曾運用水晶的治療特性。

　　水晶療癒的歷史源遠流長，以往人們相信水晶的療效源自潛藏其中的好天使或壞天使。儘管在文藝復興時期曾經式微，但在約莫四十年前，水晶的治療又重現於世，並持續以能量治療的形式受到歡迎。

　　在崇尚科學的時代，我們可能難以理解，為何一顆石頭能如此多元的療效。而答案就在水晶內含的振動能量當中。水晶能以振動頻率影響周遭能量場，包括人類的能量場。

# 什麼是水晶？

水晶是地球上的自然元素。真正的水晶具備有組織的晶胞，構成稱作晶系的獨特晶體結構。具治療功效的水晶有六種晶體結構（參看下頁）。還有一種類型稱作「非晶質」水晶，例如琥珀、黑曜石、蛋白石和玻隕石。儘管它們並非真正的水晶，因為不具備內在的結晶結構，但每種都有各自的獨特性質。

## 水晶的顏色

水晶的顏色確實左右人們對它的喜愛，並且也會在水晶的能量與治療效果中起作用。本書稍後會更進一步探討水晶的功效，現在先讓我們認識關於水晶及其顏色的基本知識。水晶的顏色來自三項事實：

◆ 水晶如何吸收光線
◆ 水晶內含的特有礦物／化學物質
◆ 水晶內含的雜質

礦物和雜質影響水晶吸收的光線波長，因此決定了水晶呈現的顏色。舉例來説，如果水晶吸收全部的波長，便會呈現黑色；如果不吸收任何波長，就呈現透明。不同的雜質和礦物／化學物質對光線造成不同的影響。

# 水晶的晶體結構

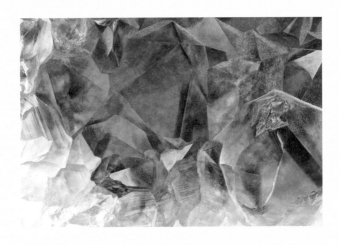

具療效的水晶有六種晶體結構：

| | |
|---|---|
| 六方晶系水晶 | 具備類似立體六邊形的內在結構。六方晶系水晶有助於顯化。 |
| 等軸晶系水晶 | 具備立方體結構，能改善處境和增強能量。 |
| 單斜晶系水晶 | 具備立體的平行四邊形結構，是提供保護的水晶。 |
| 斜方晶系水晶 | 具備菱形結晶形態，能淨化、清理和除去障礙。 |
| 正方晶系水晶 | 具備矩形的內在結構。這類水晶能招來注意，增強吸引力，幫助你招引事物。 |
| 三斜晶系水晶 | 具備三條斜向軸的內在結構，能阻擋不必要的能量，或幫助你保留想維持的能量。 |

## 水晶、寶石、礦物或岩石？

在討論水晶時，人們似乎常常將水晶、寶石、礦物和岩石當成可交替使用的名稱。事實上有些物質並不是水晶，例如琥珀（石化的樹液），但它們也被稱作水晶或寶石。然而，如果你想知道相關技術上的差異，以下是簡單的概述：

**水晶：**具備內在結晶構造的礦物。屬於六方晶系水晶的瑪瑙，既是礦物也是岩石。

**寶石：**經過切磨和拋光的水晶、礦物或岩石。切磨過的鑽石（是礦物、水晶和岩石）也是寶石。琥珀和珍珠是被視為寶石的有機物質，但不是水晶、礦物或岩石。

**礦物：**天然生成的物質，具備特定化學成分以及高度有組織的結晶或非結晶構造。蛋白石是不具備結晶構造的礦物，屬於寶石和岩石，但不是真正的水晶。

**岩石：**礦物的化合或聚合物。由多種礦物所組成的大理石是一種變質岩，亦即長時間受到熱與壓力影響的岩石。

# 水晶是被發現或製造出來的？

隨著水晶和寶石越來越受歡迎，促成了在實驗室製造寶石的產業。這些寶石通常使用於珠寶首飾中，而且往往有絕佳的尺寸、顏色和淨度。作為珠寶的人造寶石，價錢比天然形成的水晶便宜。

天然水晶生成於地底深處，歷時數千年甚至數百萬年。因此，許多人相信它們具備恆定的天然能量。實驗室製造的水晶無

須藉助地球能量便可迅速形成。但這不表示它們沒有能量，它們依舊具備保留能量的結晶構造。有人認為如此一來使得能量變得比較不純粹。然而，任何對水晶所做的處理都會改變其能量，所以我們可以放心地說，水晶在被處理時它的能量就改變了。我所能給的最佳建議是持有多種水晶，看看哪一種水晶感覺起來擁有你當下所需的能量。

# 水晶的電能

萬物皆有能量。事實上，量子物理學顯示就其最基本的意義而言，所有物質都是由振動的電力線所構成。你的身體如此，水晶也是。

人類遠比你所想像的更善於估算能量。即便對於能量或能量治療不知所以然的人，都可能注意到他們有時會跟另一個人「頻率不合」。當你有此體驗，便會感覺到能量的存在，並承認某人的能量振動與你自己的能量不相容。

## 同步化

你是否曾經和某個非常負面消極的人相處，覺得只要一靠近這人，便會心情低落？相反的，你是否曾經和十分正向積極的人相處，而覺得心情飛揚？這就是同步化。意思是一個振動系統影響另一個振動系統，使兩個系統趨於同步的傾向。

想想生理時鐘節奏。你的生理時鐘節奏使你與日夜的循環同步，告訴身體何時需要睡眠。所有的哺乳動物都擁有一個位於腦部下視丘的主時鐘，對能量的定時訊號做出反應，協助哺乳動物知道何時該醒來和入睡。我的定時訊號相當強，多年來

不曾使用鬧鐘來叫醒自己，因為我的生理時鐘顯然與它接收的訊號極為一致。

## 水晶的電能效應

我是那種「別光說不練，示範給我看」的人，喜歡知道事情如何運作以及為何如此。對於水晶，我也抱持這個態度。水晶令我著迷的原因之一是它們的電能效應，在此我將與大家分享。

### 壓電效應

壓電效應發生於非導電晶體（有些晶體會導電，有些不會）在機械壓力下產生電荷。石英是一種會產生壓電的水晶，使之廣泛使用於無線電、鐘錶和其他數位積體電路等裝置。

### 熱電效應

熱電晶體例如電氣石，根據ScienceDaily.com的說法，在加熱或冷卻時會產生電流。《物理學期刊》（*Journal of Physics*）提到許多種熱電應用，例如能量轉換和紅外線偵測等。

### 體驗振動

如同其他一切物質，水晶有自己的振動。人體也有自己的振動，在接觸其他振動時容易被同化。因此，當你運用水晶時，它們會透過同化作用改變你的身心靈能量，而水晶本身的振動也可能稍微改變。由於水晶通常具備比人體更高的振動，因此往往會提升你的振動。較高的振動對人有益，因為會提振我們的精神，在心理、生理和情緒上將我們推往更積極的方向。

# 科技用途的水晶

　　石英晶體自一八〇〇年代後期開始運用在科技中，當時壓電效應首度由水晶獲得證明。石英被用於製作以極精準的頻率振動的振盪器，運用在許多種需要精準度的科技裝置。使用到石英的裝置包括聲納、鐘錶、業餘無電線等等。

軍用無線電：根據〈電氣和電子工程師協會超音波、鐵電體與頻率控制議事錄〉，二次大戰期間，軍方曾利用石英振盪器來控制雙向無線電傳輸的頻率。這種振盪器非常精確，但難以大量製造。

消費性電子產品：根據礦物教育聯盟（Minerals Education Coalition）的礦物資源資料庫的說法，製造商在電腦電路、手機和類似設備中使用電子級加工的石英。CNet甚至報導天然形態的石英和其他壓電晶體，被用於製造實驗性質的基本電腦，這種電腦能傳送或接收如隨機化的聲音或光線信號。

鐘錶：由於其精準度，石英振盪器被用在需要計時準確性的鐘錶中。根據手錶專門店（The Watch Company）的說法，石英振盪器只需要一小塊石英，但它的振動十分精準，能準確到每年僅誤差幾秒鐘。

# 我們如何能感覺到水晶的能量

你或許聽說過神祕主義者、靈媒、能量治療師和玄學人士，他們花費許多時間進行心靈溝通、冥想和其他事情，而且與周遭的能量高度協調一致。我不是建議你成為那樣的人，而是想要提供實用的建議給想藉由水晶體驗能量變化的人。你如何能以有意義的方式與石頭互動？

**對這種經驗抱持開放的態度。** 我瞭解人們的懷疑心態。當我第一次體驗到因為使用水晶而直接產生的變化時，也感到非常驚訝。當時我並不十分相信能量療癒，倘若在我出門去看醫生／能量治療師前，有人告訴我，她會用水晶幫助我擺脫長期的喉嚨疼痛，我大概就不會去了。若真如此，將是非常遺憾的事。

**放下一切先入之見。** 以好奇的態度來面對這種經驗，別告訴自己這可能有效或無效。

**放下對結果的期待。** 我發現如果有所期待，會限制我的體驗。因此，當我進行體驗時，我試著無所期待，因為宇宙可能對我有超乎想像的、更宏的大計畫。不要期待任何特定的結果，在使用水晶時，讓自己沉浸於當下，看看它會將你帶到何處。

**從強烈吸引你的水晶著手。** 找一塊讓你喜歡的水晶，作為第一次使用的水晶。如果它是我接下來要推薦的其中一種，這樣非常好，如果不是也沒關係。如果你找到真正引起你注意的水晶，就用它來從事治療。它會吸引你很可能是有原因的。

每個人的水晶體驗都是獨一無二的。雖然我可以分享我的經

驗，但重要的終究是你自己的經驗。所以我鼓勵大家多多嘗試，讓自己敞開接納你注意到的任何感覺。握著一塊水晶，專注於當下並觀察所發生的事。順其自然。留意你的意念和感覺，讓你的經驗說服你。

## 從感覺到改變

當你握著水晶時，會有什麼體驗？這取決於你和你的水晶。觀察並注意你有什麼感覺。留意出現的情緒或想法、身體的感受或任何其他事物。別試圖改變或阻攔任何事。只管順其自然。

當你用開放的心態握著水晶，並且毫無抗拒地留意發生的事情時，你會體驗到萌生的變化，亦即振動的改變。這種變化可能很隱微，或者驚天動地。只管保持注意和信任。這些簡單的感覺將會讓改變開始產生。

## 關於水晶的迷思

我經常接觸學生和使用水晶，常會聽到我想要在此破除的某些迷思。

**迷思一：一切都是你自己想像出來的。**使用水晶是為了讓你擺脫思緒，沉浸在感覺中。水晶不需要你做合理化的說明或解釋，它們提供你體驗的機會。如果你擔心一切都是你想像出來的，那麼請停止思考，去體驗水晶提供的感覺。你可以稍後再將之合理化。

**迷思二：如果水晶能幫助人，那麼它們也能造成傷害。**水晶隨著能與你的能量同化的能量而振動。意圖和心態在此扮演重要角色。如果你期待水晶傷害你，你便可能會獲得這種經驗，但任

# 你手裡的水晶
# 是別人手裡的普通石頭

並非人人都會對同一塊水晶起相同的反應。舉例來說，我丈夫和我曾經一起去波特蘭某家我喜歡的石頭商店。當我們在和店經理說話時，他拉出一盤矽鈹石，這是一種振動能量極高的水晶。之前我不曾見過矽鈹石，當他把這盤水晶放在我面前（我甚至沒有碰觸到），我感覺到我的整體能量提升，並灌注到我的頭部。我就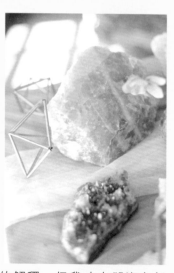是感覺極為興奮，缺乏更好的解釋。但我丈夫卻沒有任何異樣。所以誰的經驗比較令人信服？其實二者皆非。這只是兩個不同的經驗。

在我的課堂上，我經常傳遞不同的水晶讓人把玩，讓我的學生報告他們體驗的感覺。有些是類似的感覺，有些則不相同。使用相同水晶的兩個人，可能產生截然不同的結果。你的水晶體驗取決你自己的觀點、振動、需求和信念。對別人而言，這些因素很可能不盡相同，所以他們會有不同的體驗。同樣的，你可能擁有與某種水晶相稱的特定需求，而你的朋友擁有與相同水晶相稱的不同需求。你們都不算是正確或錯誤地使用這個水晶，只不過是利用相同的水晶來處理不同的需求。

何事情都是如此。你所相信的事總是在你獲得的結果和經驗中起作用，無論你是否使用水晶，或服用安慰劑或某種藥物。一般而言，如果你帶著最崇敬、對你最有益的目的而改變振動，以此方式使用水晶不太可能造成任何傷害。

**迷思三：我必須是靈修者或新世紀運動崇尚者才能使用水晶。**我丈夫是我所認識最不新世紀的人，但他配戴水晶項鍊，因為他體驗過水晶帶來的重大變化，此事令他震驚。想要使用水晶，你毋須是靈修者、相信新世紀運動或任何宗教，而水晶也不違反任何宗教或靈修規範。你只需抱持開放的態度，真心想要體驗帶給你最高、最大利益的改變。

**迷思四：我不需要淨化我的水晶。**因為水晶具有吸引能量的特質，所以淨化水晶、清除不好的能量是重要的事。我會在第三章更詳加說明。

**迷思五：昂貴的水晶力量比較強大。**石英是最常見和便宜的水晶之一，也是一種力量強大的水晶。水晶的價錢和它的效能其實毫無干係。重要的是它如何影響你的能量，有些最便宜的水晶可能正是你最需要的。

# 初學者會犯的錯誤

如果你像我一樣，想知道首次嘗試的事物的一切，你可能接下來會花幾個月時間沉浸在水晶相關資訊中，學習可以知道的每件事，但除非你試著真正使用水晶，否則你擁有的只是知識情報。你會學到許多東西，卻無法體驗水晶的力量。當然，你應該想盡辦法滿足萌生的好奇心，但不要因此犧牲了實際的體驗。拿起任何一塊水晶，找到吸引你的那塊，放進你的口袋。配戴它、握住它，然後繼續閱讀。

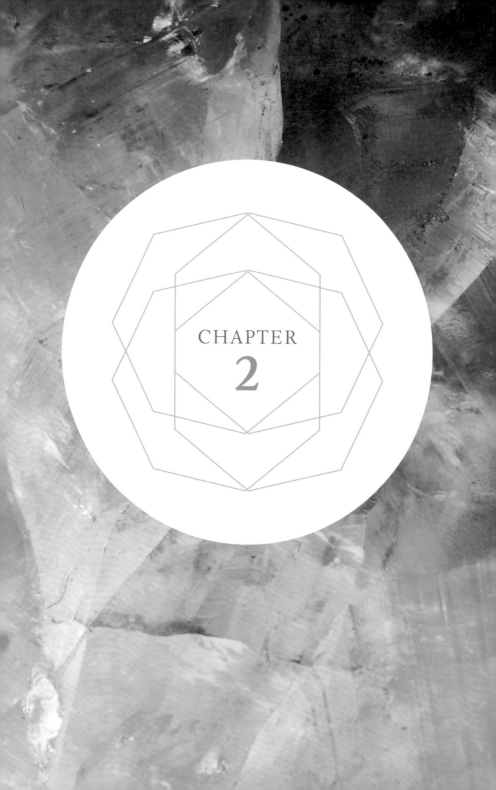

CHAPTER
2

# 開始蒐集水晶

　　我身旁到處都有水晶：在臥室、浴室、辦公室和治療工作室。我有水晶燈、水晶書擋、水晶杯墊和大型水晶標本。多年來我一件件累積出這些水晶收藏。然而蒐集水晶不代表你得將水晶塞滿生活中的每個角落。兩件水晶就足以構成收藏，如果它們對你有意義的話。你的目標是留心挑選每件水晶，參考從本書和其他地方學習到的指南，還有順從你的直覺。

　　我相信我們會挑選水晶，而水晶也會擇主。有些水晶可能短暫來到你手上，以滿足某個特定需求。有些水晶可能在你使用過後出讓，好讓它們繼續幫助別人。你會蒐集某些水晶，或許因為它們的美麗吸引你，而永久成為你生活的一部分。這些都是挑選水晶的充分理由。

# 編列清單

你目前擁有任何水晶嗎？如果沒有，請跳到下個部分。如果有，請繼續閱讀。

## 如果你知道你所擁有的水晶名稱

你對它們的特性瞭解多少？讀一讀第五章的十種水晶和第六章的四十種水晶，發掘你的水晶的其他特性和實用用途。如果你的水晶不在本書列舉的名單中，第182頁的延伸資源章節會指引你從線上來源獲得有用的資訊。

當你想擴大收藏，不妨考慮添置十種「基本款」水晶，假使你還不曾擁有的話。這些水晶具備多項功能，我相信它們是每個入門收藏不可或缺的部分。你可以參閱第20頁，進一步認識這些水晶。

## 如果你不知道你所擁有的水晶名稱

不知道所擁有的水晶名稱，儘管不會影響它們的治療效果，但確認名稱有助於鎖定更具體的用途。從第171頁開始，有一個按水晶顏色分門別類的圖表，能幫助進行鑑識。就從那裡開始吧。如果你無法用這種方法鑑識水晶，那麼請參閱第182頁的延伸資源章節，當中羅列了可協助鑑識的線上資源。

一旦鑑識出你的水晶，看看你是否缺少十種水晶基本款的任何一種。在你的收藏清單中補足缺少的部分，是開始蒐集水晶的絕佳辦法。

# 從何處購買

　　你有許多來源可以買到水晶——從實體和線上商店。如果可能的話,我偏好親自上門購買,如此可以把玩水晶,感受它們的能量,但我有時也會從線上購買。

## 水晶／身心靈商店

　　許多城市都有水晶零售店。這些商店可能名列為身心靈書店、水晶商店或新世紀商店。這類商店會有知識豐富的店員,多半會允許你在購買之前把玩水晶。

## 水晶、礦物和寶石展

　　巡迴的礦物或寶石展是購買水晶的絕佳場所,在選擇性和價格上無可匹敵。你可能得付入場費,而且一年之中只在當地展出幾天,所以你必須事先規劃。大多數參展商人都擁有豐富的知識,並且願意讓你在購買前把玩水晶。

## 從線上購買

　　你也可以找到線上零售商,包括專售水晶的商店,例如我最喜歡的HealingCrystals.com(請參閱第182頁的延伸資源章節),以及大型零售商、拍賣或手工藝網站,例如eBay、Etsy和Amazon。下單購買之前先查看賣家評價,以確保你與可靠的賣家進行交易。

# 水晶中的基本款

　　所有水晶都具備獨特的療癒力量，但某些水晶比其他水晶的力量更強大而且／或者有更多功效。我們將在第五章詳細探討下列十種水晶。現在先將這些水晶想像成你的水晶入門工具組，你應該擁有的基本款。

1 白水晶：如果你不知道先使用哪種水晶，就從白水晶開始，它適用於每種類型的能量。

2 煙晶是我最常使用的水晶，因為它是一種將負面能量轉變成正面能量的顯化石。

3 黃水晶提升自尊和促進繁榮。

　　以上這三種水晶構成強大的團隊，能幫助你處理許多種能量問題。然而，如果你想擁有更豐富的收藏，可以增添以下的水晶。

4 粉晶加持各種形式的愛情，包括非傳統和浪漫戀情。

5 紫水晶幫助你接通直覺和來自更高領域的引導，強化夢的力量。

6 黑電氣石是隔絕負面能量的保護石和接地石。

7 彩虹螢石強化直覺，促進戀情和清楚的溝通。

8 光玉髓幫助你設定適當的界限、保持健全和增加創造力。

9 赤鐵礦提供保護、與根著大地和臨在當下，也能吸引你在生活中想要的能量。

10 綠松石增進好運、興旺和個人力量。

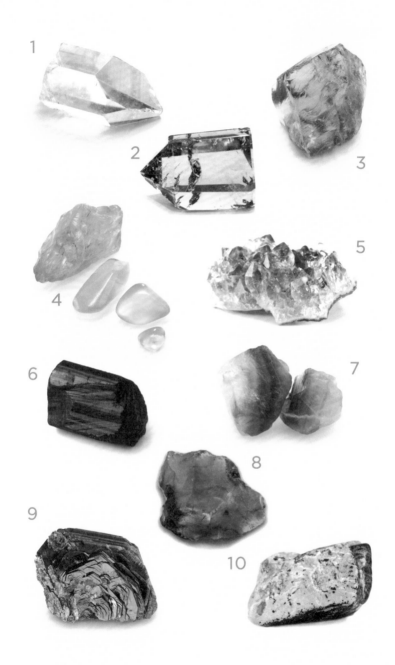

# 水晶形狀

在水晶商店和線上商店，你會發現兩種基本的水晶形狀／類型：天然的（未加工）和拋光過的（經過打磨、切割或雕刻）。許多人會問，天然和拋光過的石頭在能量品質上有何差異。一般而言，天然石頭往往具備較強大的能量，但不表示它們必然「比較好」。在某些情況下，人們需要拋光過的石頭更精微的能量。

## 未加工的石頭

未加工或天然的石頭在開採出來時，看起來非常相似。它們可能在某個時候碎裂成更小塊的石頭，但一般而言仍維持著沒受到人力干預的自然狀態。在這個類型中，你可能看見如下的形狀：

**刀片狀**是長而扁的石頭形狀，帶有鋸齒狀劈裂面，例如藍晶石。它們適合作為扁平光滑的忘憂石，用拇指按壓摩擦，幫助紓解壓力。

**簇狀**是群集的水晶形狀，例如成簇的石英或紫水晶。適合擺放在某個區域，用以導引能量。

**晶洞**是有空腔、內襯水晶的岩石，是絕佳的裝飾性水晶。

**尖釘狀**具備一個扁平端和一個尖端（單尖）或兩個尖端（雙尖），例如煙晶（單尖）或赫基蒙鑽（雙尖）。這些形狀將能量導引至尖端。

**未加工水晶**可能看起來就像岩石，沒有可供辨識的形狀，例如瑪瑙。視其大小而定，你可以將它們運用於幾乎任何一種水晶治療工作。

**棒狀**是未經刻意塑形的天然石頭長而窄的形狀，例如透石膏，適合用作忘憂石。

## 經拋光和切磨的石頭

這類石頭表面光滑且具有光澤。有些保有帶光澤的天然形狀，有些被切磨或雕刻成各種形狀。參閱第25頁。

# 一種石頭，多種名稱

近年來有些賣家賦予水晶商標名稱，在某些情況下將它們註冊商標後販售。這種情況很像是專利商標藥和學名藥。商標水晶通常有價格相對便宜許多，且特性完全相同的「學名」版。商標水晶和非商標水晶除了價格之外，其他方面並無二致。會被註冊商標的原因，通常是因為它們開採自賦予商標者擁有其地產的區域，但地點並不太會影響水晶的特性。

- 亞馬遜玉（Amazon Jade）是天河石。
- 水地碧玉（Aqua Terra Jasper）是樹脂或縞瑪瑙。
- 亞特蘭提斯石（Atlantis Stone）是拉利瑪。
- 阿賽斯特萊石（Azeztulite）是白水晶，具備完全相同的特性。
- 百吉神石（BojiStone）也有非註冊商標的堪薩斯石或結核石。
- 治療者石（Healerite）一般稱作橄欖石。
- 伊西絲方解石（Isis Calcite）是白色方解石的商標名。
- 利莫里亞光水晶（Lemurian Light Crystals）是利莫里亞石英的商標名。
- 瑪尼石（Mani Stone）是黑白雙色碧玉。
- 薩滿師石（Master Shamnite）即黑色方解石。

- 默卡白石（Merkabite Calcite）是白色方解石。
- 揭露石（Revelation Stone）是棕色或紅色碧玉。
- 索拉萊阿賽斯特萊石（Sauralite Azeztulite）是紐西蘭出產的石英。
- 蘇坦萊石（Zultanite）是硬水鋁石。
- 阿加普水晶（Agape Crystals）是七種不同水晶的組合：白水晶、煙晶、金紅石、紫水晶、針鐵礦、纖鐵礦和黃磷鐵礦。

# 找尋你的水晶

　　先前我曾提到十種基本款水晶以及建議收藏前三種。這並不表示你必須購買這些水晶。如果你正在找尋為了解決某個特定問題的水晶，我建議你查看第七章以獲得一些概念。然而，你還有其他方法可以找到適合你的水晶。

## 依晶系來選擇

　　每種水晶都屬於具備某些特性的不同晶系。在第五章和第六章，你會發現每種水晶都列出它的所屬晶系。這些晶系包括：

- 六方晶系水晶：用於顯化
- 等軸晶系水晶：改善處境和放大能量
- 單斜晶系水晶：提供保護和防衛
- 斜方晶系水晶：淨化、清理、消除障礙和釋放
- 正方晶系水晶：吸引力
- 三斜晶系水晶：容納或阻擋能量
- 非晶質「水晶」：具備各種不同特性

# 切磨寶石的神聖幾何形狀

你會發現水晶被切割成許多不同形狀，包括具備種種特性的球形和多面體。使用切割成特殊形狀的石頭，能發揮水晶及其神聖形狀的特性。

 **十二面體** 十二面體與乙太元素有關，接通你的直覺和更高領域。

 **六面體** 六面體或立方體代表土元素，是接地和穩定的形狀。

 **二十面體** 二十面體連結到水元素，連結改變和流動。

 **梅爾卡巴（Merkaba）** 梅爾卡巴是立體的星形，內含五種多面體，因此結合了每種多面體的效果。梅爾卡巴也與神聖真理和永恆智慧有關。

 **八面體** 八面體代表風元素，喚醒慈悲、良善、寬恕和愛。

 **球形** 球形具備完整、健全和合一的能量。

 **四面體** 四面體（金字塔形）與火元素有關，促進平衡、穩定和創造變化的能力。

## 按顏色挑選

顏色的重要性遠超過個人偏好。每種顏色都有與治療特性相關的振動能量。我們將在下一章探討各種顏色的特性。然而，藉由挑選你想要展現其晶系特性的水晶，連同顏色的治療法則，你可以選到明確運用於某些疾患的水晶。

## 憑感覺挑選

我憑直覺挑選水晶。可能的話，我會把水晶握在手裡，注意它們帶給我的感覺。我會留意它們讓我感覺舒服或不舒服，在手裡是沉重或輕盈，以及其他浮現的感覺。如果我發現令人愉快的感覺，就會買下來，如果感覺不舒服便作罷。

這並不是說一旦某種水晶曾給你不愉快的感覺，你就不應該再重新試試這種水晶。當你的需求改變，這些水晶便會與你產生共振。除了外觀，還要留意水晶對你的吸引力，如果某件水晶吸引你，要相信這是挑選了你的水晶。

# 水晶組合

如同酒和食物，某些水晶搭配在一起會產生加乘效果。速配的水晶具備互補的能量。舉例來說，任何水晶搭配白水晶時，其能量會增強。以下是一些效果良好的組合方式：

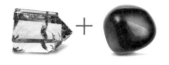

**煙晶 + 阿帕契之淚**（一種黑曜石）對於悲傷者是力量強大的組合。阿帕契之淚幫助你處理悲傷，而煙晶將負面能量轉變成正面能量。

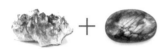

**紫水晶 + 拉長石**能幫助你一夜好眠。紫水晶對失眠極有效果，而拉長石鎮定惡夢，促成好夢。

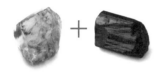

**黃水晶 + 黑電氣石**能幫助你奠定成功的基礎，黃水晶能帶來繁榮，而黑電氣石能與大地連結和阻擋負面能量，有助於摒除阻礙成功的想法。

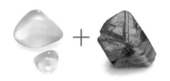

**粉晶 + 紅寶石或紅石榴石**是有益於關係的絕佳組合。粉晶加持各種愛情，然而紅寶石和紅石榴石也能接地，因此能在戀愛時幫助你站穩腳跟，以免迷失在愛情中。

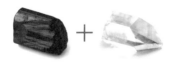

**黑電氣石 + 白水晶**平衡陽性與陰性能量，能促進能量的自由流動。

# 水晶洞

　　如果你在找尋世界上最大的水晶，你會在墨西哥契瓦瓦州（Chihuahua）的水晶洞（Cueva de los Cristales）發現它們。這座滿布巨型水晶的洞穴內含龐大的透石膏水晶，位於一千英尺深的地底，二〇〇〇年在奈卡（Naica）礦區被鑽探的兩兄弟發現。

　　水晶洞裡獨一無二的主洞穴中有巨大的透明水晶，從地板生長到天花板，長度超過三十英尺，最長的一根水晶長三十九英尺、直徑十三英尺、重約五十五公噸。熱度加上濕度使這些水晶長成世界上最大的水晶。洞穴內的溫度高達華氏一百三十八度（攝氏五十九度），濕度百分之九十九。

# 選購水晶的七個訣竅

　　對我來說，買水晶是有目的的活動，會讓我花上一整天時間。我喜歡逐店翻尋，找到吸引我的水晶。以下是我親自選購水晶時最重要的訣竅：

1　**進去之前先接地。**許多人發現水晶商店的能量讓人感覺暈頭轉向。在你進入之前，先閉上眼睛，想像你的雙腳生根到地底。如果你在店裡覺得頭昏眼花，拿起一塊黑色的石頭，握住它直到這種感覺消退。

2 **提出問題。** 如果你去寶石展、寶石市集或水晶專賣店，裡面很可能會有專家能幫助你找到合適的水晶。他們多半會喜歡你的提問，這是你教育自己的絕佳方式。請善用這種寶貴的資源。

3 **到吸引你的地方。** 集中注意力，如果你感覺被店裡的某個位置吸引，就走過去那裡。看看是哪個水晶吸引你。這是利用直覺選購水晶的好辦法。

4 **觸摸水晶。** 到了水晶商店，購買之前一定要把玩一番，看看它們帶給你什麼感覺。如果這家商店不允許你在購買前碰觸或握住水晶，那麼就到別家購買。

5 **查看賣家風評。** 購買之前先做點功課。就實體商店而言，可查看Google之類的網站或查詢推薦。如果是線上購買，讀一讀評論，查看賣家的風評。

6 **別買第一眼看見的東西。** 在被閃亮的東西團團包圍時，我們很容易不知所措或過度興奮，隨手便抓起第一眼看起來漂亮耀眼的東西。冷靜點！得貨比三家。在寶石展和礦物展尤其如此。要逐攤比較，找到最吸引你、價格最划算的水晶。

7 **別被商標水晶騙了。** 如果你不認識某種水晶的名稱，問問賣家那是不是商標名。如果是，另尋學名水晶。在線上或智慧型手機查詢更多資訊。你也可以利用手機應用軟體，弄清楚那是商標水晶或者比較便宜的學名水晶（在應用軟體商店搜尋「治療用的水晶」〔Healing Crystals〕）。

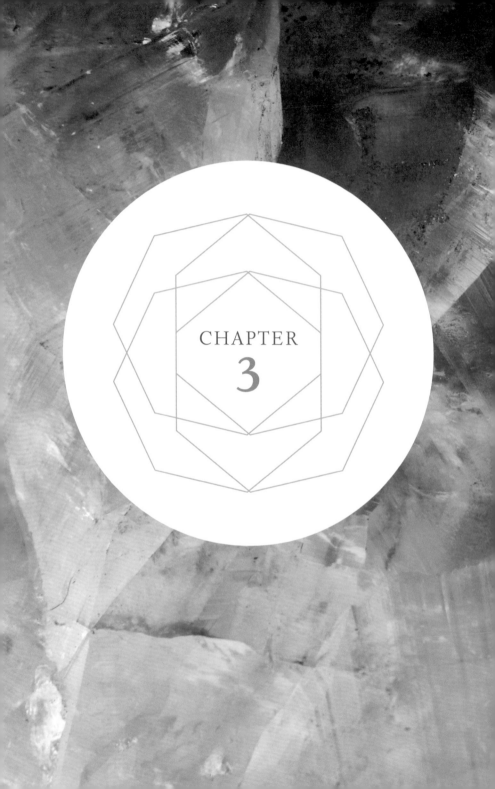

CHAPTER
3

# 利用水晶進行治療

　　身體只佔你的一部分。除此之外你還有心智／情緒，以及有些人稱之為「高我」或「靈魂」的靈性層面。能量在這三個層面之間流動。想要真正保有健康，必須照顧好這三個層面。健全的身心靈源自於三個層面之間、最平衡的能量流動。若要維持能量平衡，你需要消除或吸收過剩的能量，增加不足的能量，摒除阻礙能量流動的障礙，並且以契合身心靈狀態的頻率共振。水晶能以各種方式調整能量的流動，幫助你達成最理想的健康狀態。

# 水晶的療效

那麼水晶究竟如何有療效，能做什麼樣的治療？事實上，水晶無法自行產生療效，而是與你身體同化和／或吸收的能量共振，你才是利用這股能量進行治療的人。

## 身

身體是你的物質面。水晶能幫助平衡身體能量，從而產生實質變化。這些變化可能包括緩解頭痛、提振精神消除疲憊以及諸如此類的身體病痛。我曾經利用水晶治癒持續性的喉嚨疼痛。（請注意：水晶千萬不能內服，也不可使用水晶取代合格醫療保健人士提供的照護。）

## 心

你的心智既是物質（大腦和神經系統），也是非物質（情緒、夢、思想等）。水晶的振動有助於平衡心的能量而帶來療效。可以利用水晶緩解的疾患包括壓力、情緒問題、失眠、惡夢、焦慮、抑鬱、悲傷和缺乏熱忱。

## 靈

靈性是你最純粹的非物質部分。水晶可以協助平衡精神能量，例如信仰、無條件的愛、寬恕和慈悲。水晶也促進與高我／靈魂或高次元力量的溝通。

# 淨化水晶

正如你會與水晶的能量同化，水晶也會與周遭能量同化。因此只要有人觸摸水晶，或移動水晶的擺放位置，甚或只是處於家裡的情緒環境中，也可能稍稍改變它的振動能量。為了抵消這種效應，定期淨化水晶是重要的。任何方法都行得通，但我偏好便於使用的頌缽或鼠尾草。

**放在月光下。**月光可以淨化水晶。將你的水晶放在窗台或戶外過夜。

**在石英床中淨化。**如果你有大型的石英晶洞，將尺寸較小的水晶在晶洞放置十二至二十四小時。

**利用聲音。**我有水晶頌缽和黃銅頌缽。如果你有頌缽，敲響頌缽，將水晶置於音場範圍內。

**利用鼠尾草煙燻。**點燃鼠尾草束或煙燻杖，用煙霧燻水晶。這是同時淨化一堆水晶最好的辦法，也是我偏好的淨化方式之一。

**用鹽或水淨化。**你常會聽見有人推薦用海鹽、水或鹽水淨化水晶。我不這麼做，因為鹽、水或鹽水會傷害某些水晶。絕對不要用鹽、水或鹽水來淨化的未加工或天然水晶包括：

◆ 琥珀　　　　　　　◆ 月光石

◆ 孔雀石　　　　　　◆ 拓帕石

◆ 透石膏　　　　　　◆ 藍晶石

◆ 方解石　　　　　　◆ 蛋白石

# 替水晶設定意圖

在處理能量時，意圖事關緊要。如果你想要處理某種特定能量，不妨為剛淨化過的水晶設定意圖，儘管不必然得這麼做。不過假使你的水晶數量有限，這麼做會特別有幫助。舉例來說，白水晶幾乎可以處理每種能量，但當你替它設定意圖，會讓它變得更有力量。要替水晶設定意圖時：

**將它握在慣用手中。**閉上眼睛，想像你的意圖。舉例來說，如果你的意圖是豐盛，握著你的水晶複誦肯定語：「我是豐盛的。」

**想像你的意圖轉變成光**，順著你的手臂注入你的手和你的水晶。持續做三到五分鐘。

# 保養水晶

保養水晶能使你的水晶維持在最高振動狀態。要保養水晶，你得：

**每個月至少淨化一次。**我建議在滿月時進行，這麼一來可以幫你規律地做這件事。在重度使用和第一次帶回家後，也應該淨化水晶。

**小心存放。**將水晶包裹起來個別保存，可防止彼此刮擦和維持其振動能量。

**用軟布撣除灰塵。**可選用柔軟的超細纖維或棉布，或者羽毛撣子。避免使用有研磨性的布料。

# 挑選使用的水晶

如果你擁有比較大量的水晶收藏，如何知道該使用哪一個？有幾種挑選方法：

**詢問：「我需要哪種水晶」，並傾聽答案。**這是我偏好的方法，因為有時我以為需要治療的問題並非真的需要治療。詢問可排除先入之見。

**從本書或線上深入發掘水晶的特性。**按顏色和晶系選用水晶。運用你的知識引導你找到適合當下使用的水晶。

**以慣用手測試。**將水晶放置在身上某處，然後伸直你慣用手的食指，用同手的中指搭在食指上，施力把食指往下壓，而食指盡力抵抗。如果食指抵抗得住，表示你現在不需要它；如果食指無力抵抗，這便是你需要的水晶。

**順從直覺。**挑選引起你注意的水晶。

# 使用水晶的實用訣竅

水晶有許多種運用方式。其中常見的一種是將水晶握在手裡，貼在身上並進行冥想，除此之外還有其他方式。當然，本書會告訴你如何在特定疾患部位使用特定水晶的訣竅，而以下提供水晶運用的額外實用建議。

1 製作水晶萬靈藥。將清潔、淨化過的水晶放進一碗泉水裡，在陽光下靜置兩個小時。取出水晶，酌量飲用。不要使用第38頁「水晶的安全性」章節中列出的水晶，並確認你所使用的水晶不含碎屑、灰塵和髒汙。

2 用膠帶將一塊螢石黏貼在你的工作椅底部，幫助你保持專注。

3 在需要提升創意的日子，在褲子口袋裡放光玉髓，或配戴光玉髓手鐲。

4 第一次約會、求婚，或從事另一次你希望會順利的浪漫活動？配戴粉晶垂飾，讓它懸掛於心臟中央。

5 在洗澡水中投入可以安全泡水的水晶。排乾浴缸之前先取出水晶。

6 感覺到負面影響，或需要提振精神？琥珀是促進快樂和增強能量的絕佳選擇。貼身配戴琥珀來給自己加油打氣，特別是手鐲或戒指。

7 在住家周遭放置正面能量水晶，例如煙晶，或能吸收負面能量的水晶，例如黑電氣石。也可以使用便宜的水晶碎屑或珠子。

# 你能期待的改變

當我們在處理能量時，能量總是會想辦法配合我們的最高利益。有時你以為你需要的改變，並不一定最適合你。請摒除對於結果的任何期待，讓適合你的事物自然出現。一旦我們設下期望並堅守不放，這麼做會限制住結果，因為我們所能想像的，通常小於宇宙所提供的規模。有時對我們最有益的事，不是以我們想當然耳的方式展現。

# 設定意圖

在我從事的所有能量治療工作中，我常說：「意圖就是一切。」你的心思是驅動現實的強大力量。想法、言語和行動影響你能顯現的事物，而這總是從意圖開始。

設定意圖是利用水晶進行治療的重要層面。將水晶運用於治療特定問題，事實上就是對你的某個層面產生療效的未言明意圖。定義和表達意圖，使之變得更有力量。

創造意圖很容易。先決定好你想要的體驗或結果，然後陳述意圖。再次以豐盛為例，申明「我是豐盛的」而非「我想要豐盛」。「我」這個字加上下一句話，強而有力地表達出意圖。所以如果你說「我是豐盛的」，你創造了既已存在的經驗，而不只是想要而已。大聲說出或寫出，表達你的意圖後，以感謝作為收尾。

盡可能將「應該」和「可能」從你的詞彙中刪除，坦然接受能量帶給你的事物。有時改變來得隱微，隨著時間慢慢發生，有時引人注目且即時發生。有時在符合你最大利益的事物到來之前，會先引起騷亂，去除目前不適合你的東西。在使用水晶時，這些都屬於正常情況。設定你的意圖、著手進行、摒除論斷和期待，順其自然。能量最終會幫助達成對你最有利的事。

# 存放水晶

我先前提到，我家裡到處有水晶。幾件大型水晶是展示用，安全地擺放在穩固的架子上。我也有一些放在碗裡、比較結實的小塊水晶。至於比較脆弱的水晶，我會小心存放。多隔間的塑膠容器，例如用來裝珠子的那種，是妥善存放小型水晶的方式。如果你把水晶存放在沒有隔間的容器中，要用小張的衛生紙或布包裹每件水晶，置於遠離濕氣的場所。有些水晶暴露在陽光下會褪色，因此得放在光線照射不到的地方，或者如果你把它們展示出來，記得要遠離陽光照射的窗戶。這類水晶包括：

◆ 紫水晶　　　　　　　◆ 石英（任何顏色）
◆ 黃水晶　　　　　　　◆ 東菱石
◆ 螢石　　　　　　　　◆ 藍寶石
◆ 海藍寶石

# 水晶的安全性

一般而言，使用水晶相當安全。然而，某些水晶含有對人類有毒性的物質（例如鋁、銅、硫磺、氟、鍶或石棉），所以別將它們放進浴缸或用來製作水晶萬靈藥。在把玩過後，最好也要洗手。這些水晶包括：

◆ 海藍寶石（含鋁）　　◆ 黑電氣石（含鋁）
◆ 翠銅礦（含銅）　　　◆ 祖母綠（含鋁）

- 天青石（含鍶）
- 螢石（含氟）
- 朱砂（含汞）
- 紅石榴石（含鋁）
- 堇青石（含鋁）
- 玉（可能含石棉）
- 堪薩斯石（含鋁）
- 蘇打石（含鋁）
- 拉長石（含鋁）
- 尖晶石（含鋁）
- 青金石（含帶有硫磺的黃鐵礦）
- 硫磺（有毒性）
- 孔雀石（含銅）
- 坦桑石（含鋁）
- 捷克隕石（含鋁）
- 虎眼石，未拋光（含石棉）
- 月光石（含鋁）
- 拓帕石（含鋁）
- 葡萄石（含鋁）
- 電氣石（含鋁）
- 紅寶石（含鋁）
- 綠松石（含鋁）
- 藍寶石（含鋁）
- 鋯石（含鋯）
- 舒俱萊石（含鋁）

　　請注意，以上列出的水晶大多收錄於本書中。如果不在本書或表列中的水晶，在用它們製作萬靈藥服用之前，務必先做一些研究，並在把玩後洗手以策安全。

　　有了本章提供的資訊，你可以放心地開始運用你已經擁有的水晶。下一章要探討使用水晶的進階概念，如果你樂意的話，也可以深入運用。學習更多的知識並非絕對必要，但會讓你有更多的工具可運用。

CHAPTER
4

# 發揮水晶最大的力量

　　水晶是一種能量治療的形式，因為具備實體──可實際握在手中使用。許多人從水晶入門，再進而鑽研其他形式。水晶開啟了我的能量治療之旅。

　　身為能量治療者，除了水晶，我還運用多種治療形式，包括脈輪、顏色和聲音、冥想和唸誦真言等療法。你可以選擇你想要嘗試的任何一種。以下我提供了包含更多種療法的資訊，讓你自行決定是否有任何一種與你產生共鳴。

　　如果你學到的水晶知識讓你興奮和／或者感興趣，你會有許多方式深入瞭解能量治療及其做法。使用單一水晶便可發揮強大的力量，而結合其他水晶或能量治療方式，能為你的生活帶來更深刻的能量變化。

# 水晶陣

　　當你有目的地結合水晶與意圖和神聖幾何形狀，其能量會變得更加強大和集中。這便是你擺設水晶陣所做的事。水晶陣就是專注於某個特定意圖，使用多個水晶的排列方式。

　　水晶陣可以簡單或者極為複雜。在任何場所擺出水晶陣都能發揮效用，例如你的床或書桌上。讓我們先看看幾個基本的水晶陣形，然後再探討你可以運用的簡單陣形。

## 陣形

　　你可以擺出任何形狀的陣形，不過基本的神聖幾何形狀便能增強力量。

◆ 螺旋形代表意識的路徑。

◆ 圓圈代表完整和統一。

◆ 雙魚囊（Vesica piscis，參看下圖）代表創造。

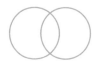

◆ 正方形代表土元素。

◆ 三角形代表身心靈的連結。

## 陣形排列

　　陣形排列運用以下的要素：

◆ 焦點石位於陣形中心。這是你想要達成的首要能量。

◆ 周圍石放大能量，讓能量從焦點向外移動。

◆ 外圍石（非必須）可以是首要能量的意圖來源，或者將能量保持在陣形內的周圍石。

陣形一：寬恕
**形態：**螺旋形
**焦點石：**透石膏（任何形狀）
**周圍石（放大）：**白水晶尖柱

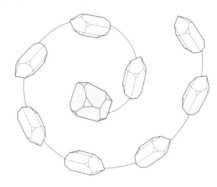

陣形二：創造力
**形態：**雙魚囊
**焦點石（中心）：**黃水晶（任何形狀）
**周圍石：**紫水晶（任何形狀）

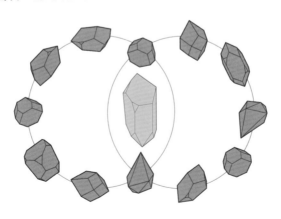

# 脈輪與顏色

　　脈輪是連結物質與非物質表現的能量中心。換言之，脈輪連結你的身體與心和靈的能量。七個主要脈輪沿著脊柱分布，每個脈輪表現出對應各種能量的顏色。脈輪的失衡會反映身體、情緒、心理或精神問題。你可以將相同顏色的水晶放在對應的脈輪，藉以協助平衡能量。

　　**海底輪**　位於脊柱底部，你的第一脈輪或海底輪振動紅色。海底輪是家族或部落（社群）認同的核心，與安全和安全感議題以及腿和腳的問題有關。

　　**臍輪**　你的第二脈輪振動橙色，位於肚臍，是豐盛、個人力量和創造力的來源。消化系統、下背部、腹部和性器官問題往往與臍輪有關。

　　**太陽神經叢輪**　第三脈輪振動黃色。太陽神經叢輪就位於胸骨下方，與自尊和界限有關。身體方面的問題往往與上背部下端，以及胰腺和泌尿系統有關。

　　**心輪**　第四脈輪位於胸膛中心，振動綠色，與同情、仁慈、無條件的愛和寬恕有關。身體方面的問題可能包含肋骨、肺部和心臟。

　　**喉輪**　第五脈輪振動藍色，位於喉結上方，與說真話和順從神性指引有關。身體相關問題包含甲狀腺、喉嚨和嘴。

　　**眉心輪**　位於前額中央，這個第六脈輪振動靛藍色，對應直覺和智能。身體相關問題包含眼、耳、頭和腦部。

　　**頂輪**　位於頭頂，這個第七脈輪振動白色，對應高我與神性。全身系統性和肌肉骨骼的問題與頂輪有關。

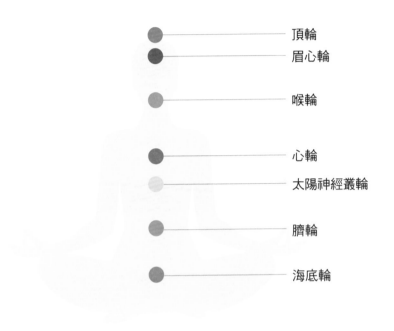

| | 頂輪 |
| --- | --- |
| | 眉心輪 |
| | 喉輪 |
| | 心輪 |
| | 太陽神經叢輪 |
| | 臍輪 |
| | 海底輪 |

## 顏色對應

　　如上所述，你看出某些問題對應某個脈輪，而每個脈輪有不同的顏色。其他能量也與顏色有關，因此選擇這些顏色的水晶能幫助你解決特定問題。接下來兩頁的表格提供身體、心理、情緒和精神問題的基本顏色對應。

## 黑／灰

保護・接地・安全・安全感
社群議題（與部族認同有關）
無意識・未知・影子自我

## 藍

真理・智慧・忠誠・傾聽
喉部・甲狀腺・牙齒問題・自我表達
臣服於神聖意志

## 棕

世俗心・土・自然・接地

## 綠

愛・心臟・財務・財富・寬恕
慈悲・良善・肺部問題・身體健康
改變・成長

## 橙／桃色

家庭問題・個人整合・社會適應
社交焦慮・性慾・自我認同・自我
下背部問題・性器官問題

## 粉紅

慈悲・良善・寬恕
無條件的愛・浪漫愛情

## 紅

熱情・接地・身體活力和能量
精力・穩定性

## 紫

靈性・神性・直覺
連結到高我・智能・理性
療癒・忠誠・奉獻
偏頭痛和頭痛・眼睛問題

## 白／透明

新開始　神性　純淨　平和
連結到更高領域

## 黃／金色

自我價值・自尊・愛自己・自我認同
精神富足・脾臟・膽囊

# 冥想與唸誦真言

　　說起冥想可能讓許多人卻步，因為要安靜坐好什麼都不想，聽起來太過困難。我以前認為冥想的唯一方式，就是在地板上用蓮花座姿勢打坐，唸誦「嗡」真言，這種做法對我而言效益不大。這雖說是一種冥想方式，但並非唯一的一種。只要將你的意念專注於當下便是冥想，而真言是能讓你專注於某個意圖或肯定語的任何字詞。

　　我特別喜愛的形式是肯定語冥想，舒服地坐著，專注於某個物體，複誦某句肯定語作為我的真言。說出肯定語能讓我集中心神，你也可以唸誦對你有意義的其他真言，例如「平和」、「喜悅」、「療癒」、「愛」，或何任你想專注的事物。當你這麼做的時候，握住或凝視水晶（有助於讓你更集中注意力），可以增強能量和意圖的力量。

　　在冥想時保持專注可能不是件容易的事，因此利用真言或肯定語以及水晶，更容易讓你進入冥想狀態和樂在其中。我建議你每天進行冥想，一開始先維持五分鐘，再逐步拉長到二十分鐘或你覺得合適的長度。

　　在本章中，我已概略讓你知道進一步利用水晶的種種做法，每個主題本身都足以寫成一本書（或至少一章），如果你樂意的話，當中有許多事物可供探索，但並非使用水晶的必要條件。這些是輔助與補充的活動，因此請你隨喜好吸收或忽略這些資訊。光是運用水晶已足以產生強大的力量，幫助你為生活帶來正面的改變。

# 聲音振動

搭配水晶進行聲音治療是我最喜愛的能量治療形式之一。聲音依頻率而振動，顏色和水晶也是如此，這些頻率對應不同的治療能量和脈輪。配合使用頌缽（以頌缽棒敲擊或摩擦缽緣，使之發出聲響的水晶或金屬碗），在線上或手機聆聽音階名唱法頻率（神聖的音調）、任何種類的音樂，或者用你自己的聲音吟唱音符或聲音，都能增強意圖的力量和放大水晶能量。你也可以如第33頁描述的那樣，利用聲音淨化水晶。

你不需要購置頌缽便能利用聲音。在線上搜尋一下，便可找到人們演奏頌缽對應不同脈輪的大量錄音。假使你想進一步探索，在第182頁的延伸資源章節，我列舉了一些聲音資源出處。

你也可以在冥想時發出不同母音的聲音一至兩分鐘，來影響每個脈輪的振動。

海底輪—**Uhhhhhhh**（如同在bug中的發音）

臍輪—**Oooooo**（如同在too中的發音）

太陽神經叢輪—**Ohhhh**（如同在so中的發音）

心輪—**Ahh**（如同在saw中的發音）

喉輪—**Eye**（如同在my中的發音）

眉心輪—**Ay**（如同在day中的發音）

頂輪—**Eeeeee**（如同在see中的發音）

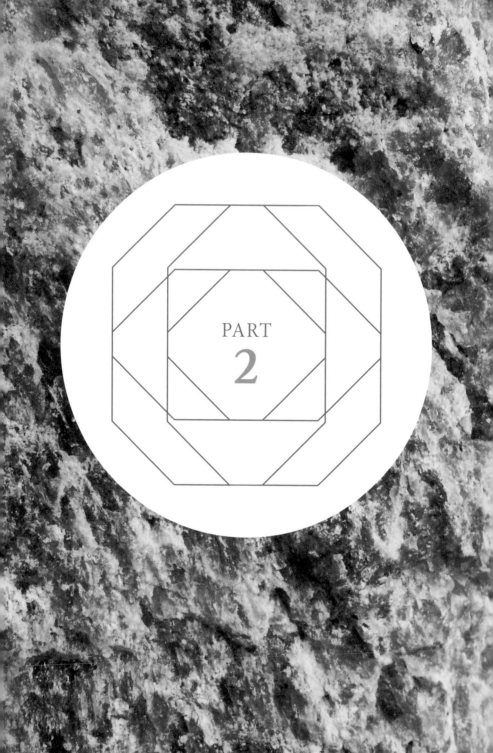

PART
2

# 深化你的
# 水晶知識

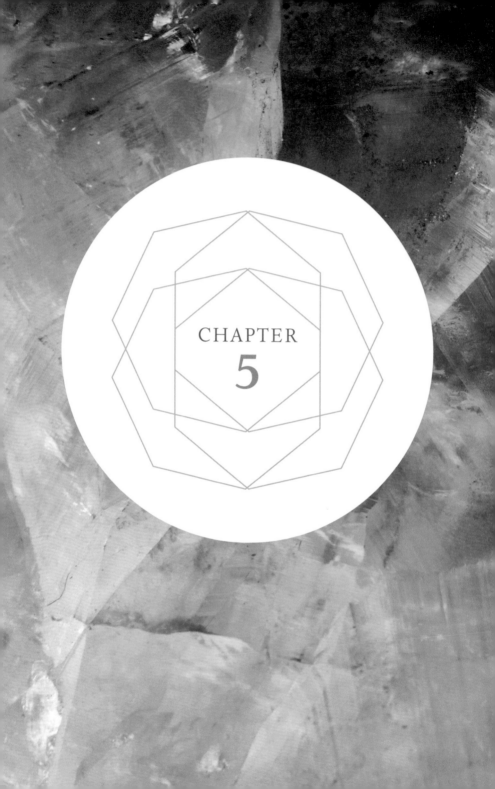

CHAPTER
5

# 人人必備的十種水晶

　　我最喜愛的水晶名單雖然會隨著生活問題和能量需求而改變，不過有一些水晶是我一貫會推薦的，特別是對剛入門的人。我擁有所有這些水晶且經常大量購買，以便隨身攜帶和分送他人。這麼做讓我的包包有些沉重，不過我喜歡和別人分享這些基本款水晶的力量，好讓他們也受益。

　　這些是有多重用途的基本款水晶，它們也相對容易取得，大多數身心靈商店和水晶商店都會大量供應，而且便宜耐用。你可以挑選大小和形狀合意的水晶，但真正重要的是這些水晶的基本特性，而非其大小、形狀或外觀。

# 紫水晶（AMETHYST）

紫水晶是一種石英，最常見的顏色是紫色，不過，你也會發現經過熱處理後的綠色紫水晶（菫雲石）和黃色紫水晶（所謂的「黃水晶」，參閱第60頁）。紫水晶的英語amethyst源自希臘語amethystos，意思是「沒有酒醉的」，說明紫水晶傳統上被用作預防酒醉的石頭。紫水晶帶來旅途上的平安，並且和直覺所在的眉心輪有關。許多人將紫水晶用於其他用途，例如轉化負面能量，幫助解決失眠和多夢問題，使之成為具有價值的全方位水晶。

**產地：**巴西、德國、斯里蘭卡、烏拉圭

**晶體結構：**六方

**形狀：**天然、尖柱、簇狀、晶洞、打磨／拋光、切割

**能量：**放大

**顏色：**紫羅蘭至深紫、綠（經熱處理，菫雲石）、黃（經熱處理，「黃水晶」）

**脈輪：**眉心輪、頂輪

**擺放：**眉心輪、頭部頂輪上方、床的附近、枕頭下

**功效：**直覺與洞察力、消除失眠、旅途平安、連結高我與神性、創造力、顯化、壓力和焦慮、消除惡夢、消除成癮

**搭配：**黃水晶、白水晶

**使用訣竅：**用膠帶貼在床頭底側，或放在床頭櫃，幫助對抗失眠和祛除惡夢，以及／或者幫助記起夢境。

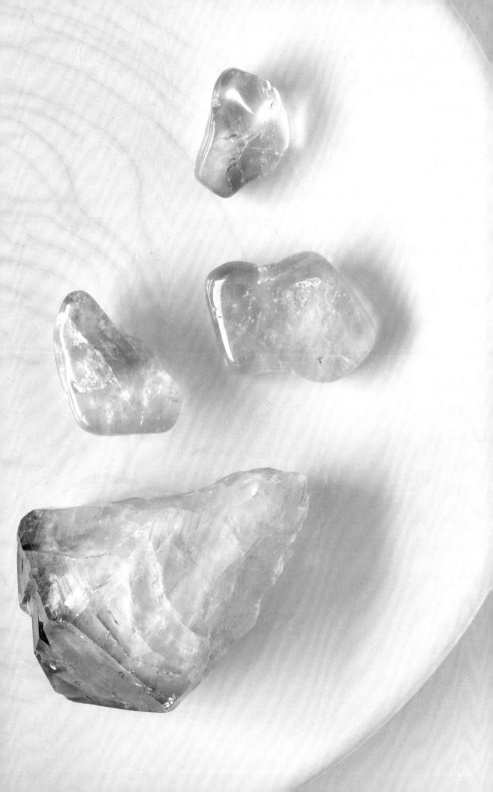

# 黑電氣石（BLACK TOURMALINE）

　　我總是隨身攜帶黑電氣石，用來送給別人和幫助吸收周遭的負面能量。古代術士會利用黑電氣石來袪除「惡魔」。除了吸收負面能量和提供保護，黑電氣石也幫助你與大地能量呼應並增強自信，還有助於淨化含大量負面情緒能量的環境。黑電氣石如果吸滿了負面能量便會斷裂，這時便可把它丟棄（還諸大地即可），再找塊新的。

**產地**：澳大利亞、巴西、斯里蘭卡、美國

**晶體結構**：六方

**形狀**：天然、在石英中、打磨／拋光、切割

**能量**：吸收

**顏色**：黑

**脈輪**：海底輪

**擺放**：褲子口袋、靠近海底輪、床邊、你與負面能量來源之間

**功效**：心靈保護、保護不受負面能量影響、接地、壓力釋放、淨化負面情緒

**搭配**：白水晶

**使用訣竅**：如果你有過度負面傾向的同事，在你與那位同事之間放一塊黑電氣石。

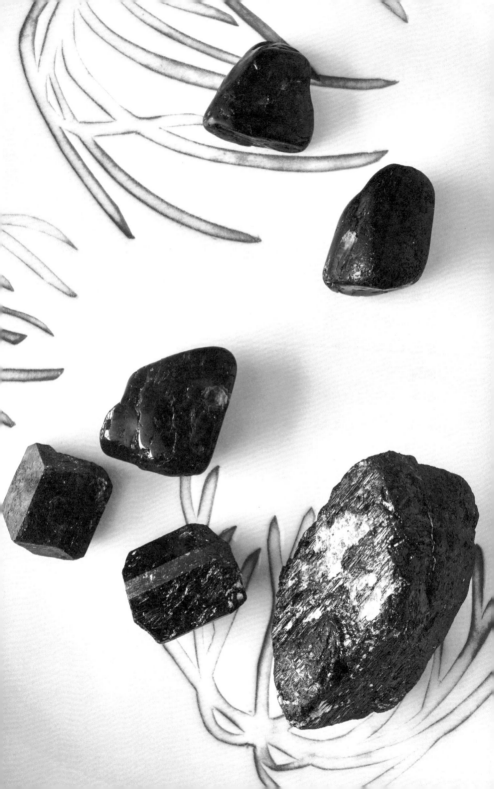

# 光玉髓（CARNELIAN）

　　光玉髓是一種玉髓，屬於石英一族。光玉髓與大膽和勇氣有關，使用這種水晶能幫助克服軟弱（身體和情感上的），增進好運和吸引旺氣。光玉髓作為臍輪的石頭，也有助於強化自我感以及緩和過度的自我意識。傳統上光玉髓被用於幫助歌唱家和公共演說家，賦予聲音強度和力量。

**產地：**巴西、冰島、印度、祕魯

**晶體結構：**六方

**形狀：**天然、打磨／光、切割

**能量：**吸收

**顏色：**棕橙至紅橙

**脈輪：**紅橙—海底輪；橙、棕橙—臍輪

**擺放：**在肚臍上或附近、靠近海底輪、用作手鐲

**功效：**勇氣、安全感、意志力、決心、對關係恢復熱情、培養健全的自我感、專助於當下、克服物質濫用問題、去除嫉妒、提升活力

**搭配：**白水晶、孔雀石、纏絲瑪瑙

**使用訣竅：**健身時配戴光玉髓來提升活力，或者工作時在桌上放一塊光玉髓，有助於維持一整天的活力。由於光玉髓能提振精神，你大概不會想要把它放在床邊。

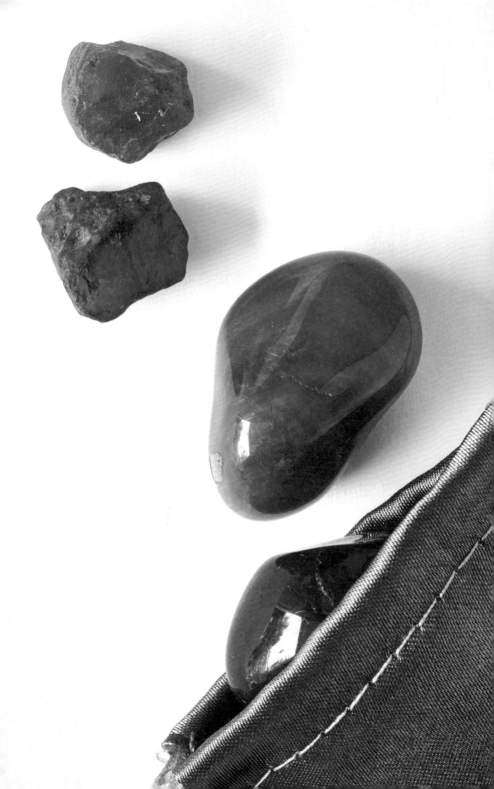

# 黃水晶（CITRINE）

我有策略地將黃水晶布置在家中各處，一則因為它相當美觀，二則因為力量強大。你可以找到兩種黃水晶：天然生成的黃水晶，還有以經過熱處理的紫水晶製成的黃水晶。一般而言，如果黃水晶的金黃色極為透明飽滿，意味著是經過熱處理的紫水晶。如果你不確定，在購買之前先詢問。經過熱處理的紫水晶雖然和天然生成的黃水晶有類似的特性，但天然黃水晶往往具備更強大的能量。

**產地：** 巴西、祕魯、俄羅斯、美國

**晶體結構：** 六方

**形狀：** 天然、簇狀、在白水晶中、打磨／拋光、切割

**能量：** 放大

**顏色：** 黃

**脈輪：** 太陽神經叢輪

**擺放：** 在／靠近太陽神精叢輪；用作手鐲、戒指或項鍊；在錢箱或錢包裡；家中的左後角（旺位）

**功效：** 豐盛、自尊和自我形象、創造力、促進慷慨、促進清晰的思考、顯化、堅持個人意志、促進新開始

**搭配：** 白水晶、紫水晶、紫黃晶、煙晶

**使用訣竅：** 若要促進繁榮發展，將黃水晶置於住家的左後角（旺位）。站在前門，面朝內，藉以決定左後角的位置。你可以將黃水晶放在任何房間的左後角以強化運勢。如果你經營事業，將黃水晶置於收銀機或錢箱內，可促進生意興隆。

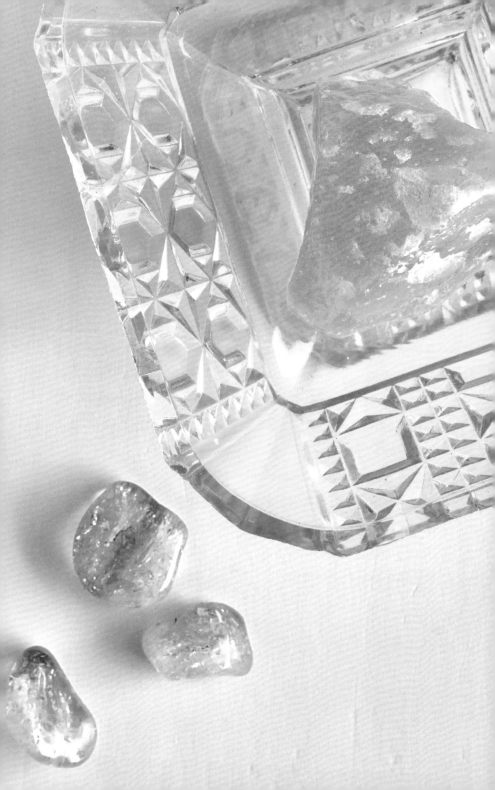

# 白水晶（CLEAR QUARTZ）

　　白水晶肯定是用途最廣的水晶。白水晶向來是我建議最先入手的石英，也是我經常隨身攜帶，送給別人的水晶之一。白水晶是能自我淨化的水晶，而且如果你有大型的晶簇，就能用來淨化其他水晶。白水晶能放大與之搭配的任何水晶的力量。你可以利用白水晶的尖端來導引和放大另一種水晶的能量，方法是將石英的扁平端放在這種水晶上，而避免尖端接觸。

**產地：**遍及全世界

**晶體結構：**六方

**形狀：**天然、尖柱、雙尖（赫基蒙鑽）、簇狀、晶洞、打磨／拋光、切割

**能量：**放大

**顏色：**乳白至透明

**脈輪：**近頂輪、其他所有脈輪

**擺放：**任何位置、冥想時放在頂輪附近、在水晶陣中搭配其他水晶，放大它們的能量

**功效：**放大其他所有水晶的特性、接通神性和更高意識、解決各種疾患（療癒大師）、保護、淨化、放大能量和想法、澄清思考和看法、平衡身心靈、提升專注力

**搭配：**其他各種水晶

**使用訣竅：**利用白水晶晶簇對準其他水晶，進行安全有效的淨化。將較小的水晶放在石英晶簇上，靜置十二至二十四小時。

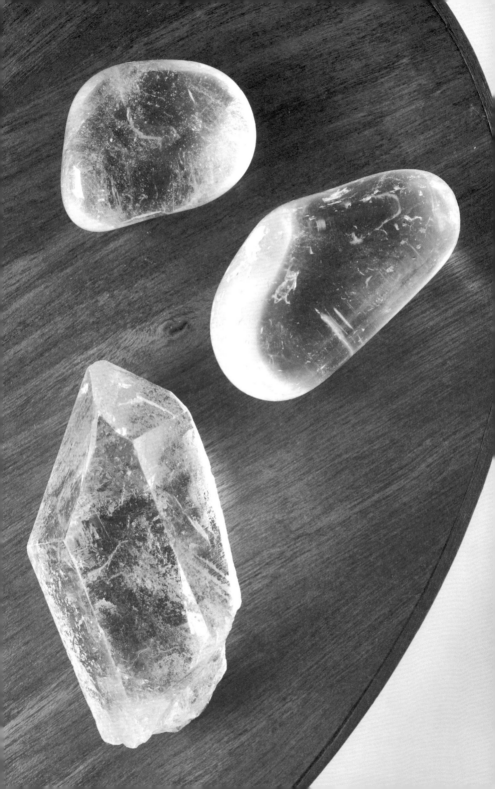

# 螢石（FLUORITE）

螢石具備多種用途，部分來自於它的顏色範圍，從淡綠到深紫。最多用途的螢石是彩虹螢石，有綠、紫、粉紅、藍，和水綠條帶等顏色，因此適用於好幾種脈輪，體現其多彩的治療特性。彩虹螢石能促進脈輪之間的能量流動和幫助清晰思考。螢石是相對軟的礦物，因此容易留下刮痕，需要小心存放。

**產地**：澳大利亞、巴西、中國、美國

**晶體結構**：等軸

**形狀**：天然、簇狀、晶洞、打磨／拋光、切割

**能量**：吸收

**顏色**：水綠、藍、透明、綠、粉紅、紫、彩虹、黃

**脈輪**：心輪、喉輪、眉心輪、頂輪

**擺放**：上四個脈輪、用作項鍊

**功效**：平衡與穩定能量、身心靈的連結、增進直覺以及與高次元的溝通、安定、提升創造力、保持和諧、與神性連結

**搭配**：白水晶、紫水晶、蘇打石

**使用訣竅**：與其他水晶分開存放，因為螢石容易被刮傷。握著螢石冥想，專注於平衡能量。

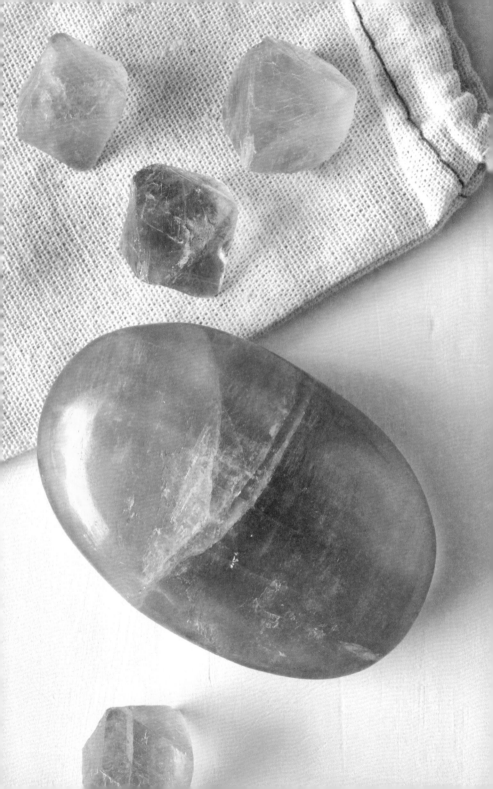

# 赤鐵礦（HEMATITE）

　　赤鐵礦是非常美麗的石頭，黑色表面閃耀著彩虹色彩，好像陽光照耀下的水面油光。赤鐵礦是吸收能量的石頭，當周遭存在大量負面能量時是絕佳的選擇。赤鐵礦也能與大地連結（接地）和安定心神，非常適合在感到壓力時使用。赤鐵礦還可以幫助你鬆開不知不覺給自己設下的限制。

**產地**：巴西、瑞士、英國

**晶體結構**：六方

**形狀**：天然、打磨／拋光、切割、戒指

**能量**：吸收

**顏色**：深灰／黑

**脈輪**：海底輪

**擺放**：靠近海底輪、作為戒指或手鐲配戴、口袋裡、從事有壓力的工作時放在桌上

**功效**：吸收負面能量、平衡能量、緩解壓力和焦慮、接地、解毒

**搭配**：青金石、孔雀石

**使用訣竅**：赤鐵礦能吸收大量負面能量，且持續發揮作用，因此往往會斷裂。一旦斷裂，將它還諸大地，再找塊新的。

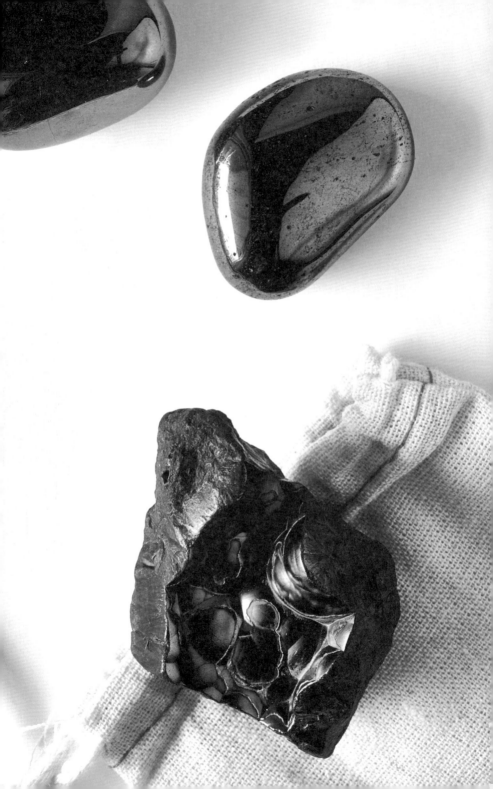

# 粉晶（ROSE QUARTZ）

　　粉晶是與無條件的愛、仁慈和與同情有關的石頭。因此，粉晶也有助於寬恕。儘管心輪的顏色是綠色，但像粉晶這樣的粉紅色石頭，也和心輪關係密切。粉晶非常適合用於自我療癒，尤其當你嘗試治療例如分手、背叛或失去愛人所造成的情傷。粉晶是安定祥和的石頭，能幫助你感覺與他人的連結和增強喜悅的感受。

**產地：**巴西、印度、日本、美國

**晶體結構：**六方

**形狀：**天然、尖柱、簇狀、打磨／拋光、切割

**能量：**放大

**顏色：**粉紅

**脈輪：**心輪

**擺放：**用作項鍊、手鐲或戒指（特別是在無名指）；在心輪或靠近心輪

**功效：**同情、仁慈、無條件的愛、愛自己、情緒治療、喜悅、平和、玩樂

**搭配：**白水晶、紫水晶、菫雲石、橄欖石

**使用訣竅：**在與愛人爭吵後，攜帶粉晶有助於修復關係。

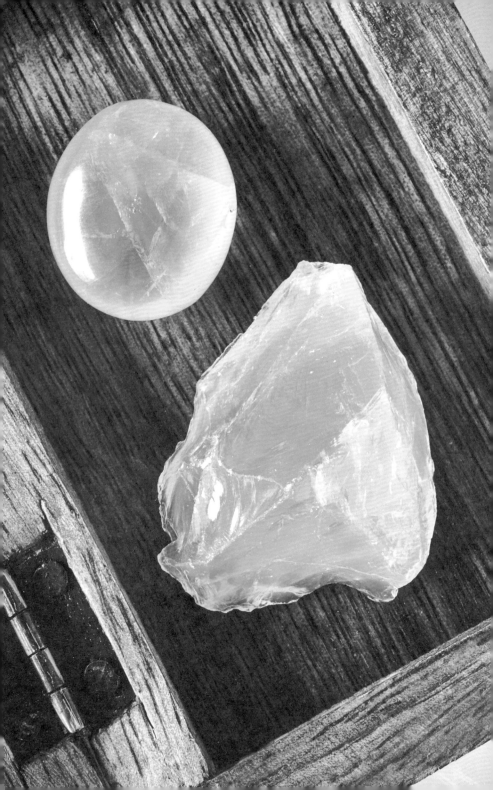

# 煙晶（SMOKY QUARTZ）

　　煙晶是我的另一種萬用石，因為它能將負面能量轉變成正面能量。當人們要我平衡他們家中的能量時，我會使用煙晶，而且由於它對於能量有強大的影響力，所以我總是隨身攜帶。我朋友的公司最近遭逢水災，這個事件涉及許多負面能量，所以等到打掃清理完畢後，我在公司建物四周散撒煙晶，協助淨化相關的負能量。

**產地**：遍及全世界

**晶體結構**：六方

**形狀**：天然、尖柱、簇狀、打磨／拋光、切割

**能量**：放大

**顏色**：淺灰至棕色

**脈輪**：海底輪、頂輪

**擺放**：口袋裡、靠近海底輪和頂輪、你感覺有負面能量問題的任何位置

**功效**：將負面能量轉變成正面能量、放大正面能量、接地、解毒、連結所有脈輪，平衡能量、連結到更高的導引和神聖事物

**搭配**：白水晶、黃水晶、紫水晶

**使用訣竅**：撒煙晶碎屑在房屋周圍（如果你買得夠多，撒到四周空地），這麼一來你住處周遭的能量全都會轉變成正面能量。我自己會這麼做，也替喬遷新居的朋友這麼做，以便帶來好的能量。

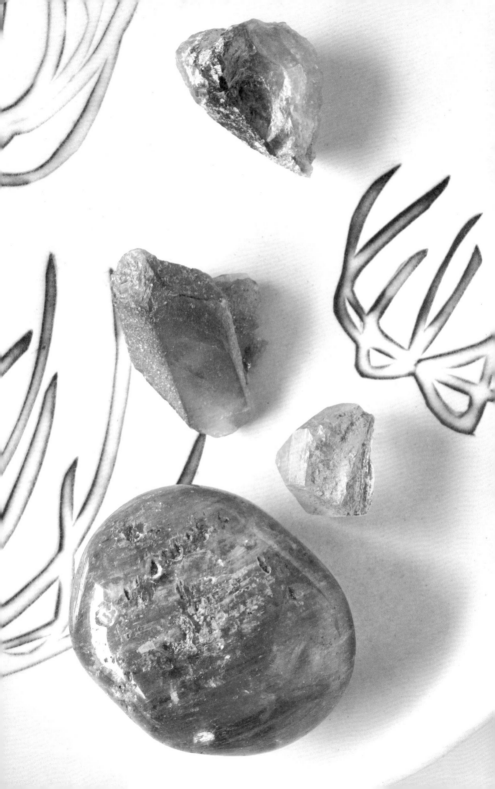

# 綠松石（TURQUOISE）

　　綠松石對於許多民族和原住民部落而言，具有深刻的象徵意義。在歷史上，綠松石曾是薩滿巫師和戰士的石頭。綠松石自古就在世界各地被用作神聖的石頭。有一個傳統看法相信綠松石能保護騎士免於墜馬。人們相信它能提升清晰的洞察力、靈性以及個人和精神力量，因而珍視綠松石。有一點要提醒大家——得確認你買到真的綠松石。許多賣家會販售染色的白紋石，這種石頭的紋路類似綠松石，容易被錯認。

**產地：**遍及全世界

**晶體結構：**三斜

**形狀：**天然、尖柱、打磨／拋光、切割

**能量：**吸收

**顏色：**淡藍至深藍綠色

**脈輪：**喉輪

**擺放：**珠寶首飾，特別是項鍊；冥想時放在喉輪；口袋裡，尤其是胸前口袋

**功效：**個人力量、好運與繁榮、旅途平安、說真話、表現創意、防止偷竊、提升抱負和權能、安定、吸收過度的能量、和諧

**搭配：**白水晶、縞瑪瑙

**使用訣竅：**如果你的關係面臨困頓，可以將綠松石擺在臥室以促進和諧。

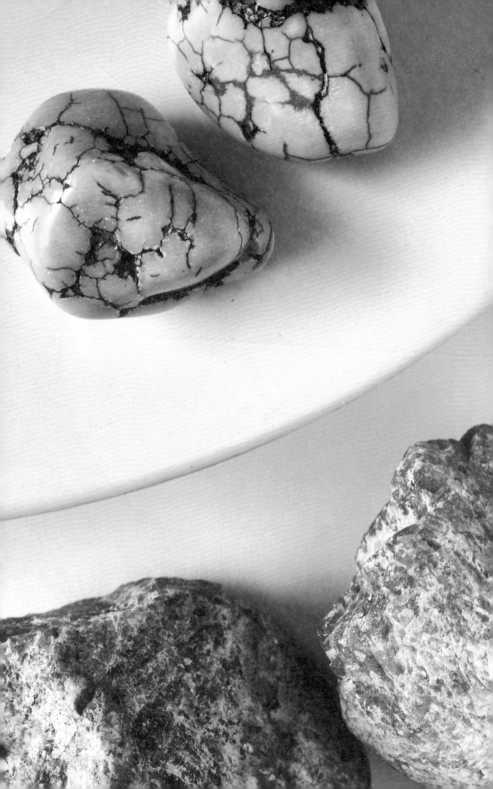

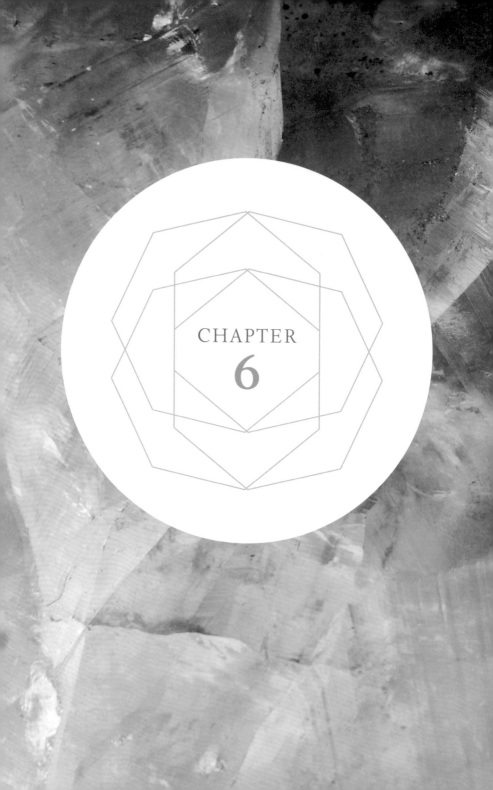

CHAPTER
6

# 四十種需要認識的水晶

　　如果你走進水晶商店，會發現琳瑯滿目，種類多到讓人不知所措的水晶。雖然我總是建議購買感覺吸引你的水晶，但事先具備一些知識，能幫助你更輕鬆地航行於水晶商店的水域。在本章中，你會發現四十種普遍可取得的水晶，不僅價格親民、具備多種用途，而且容易在身心靈用品店和水晶商店裡找到，因此是理想的入門水晶，適合你目前和將來的用途。

　　一段時間過後，你的水晶會需要更換。對此本章雖提供一些建議，但當你的需求改變時，你可能會被不同的水晶吸引。如果本章中沒有提到的水晶吸引你的注意，儘管放心挑選那些選擇了你的水晶，不必在意我的推薦。要保持開放的心態，透過你的內在指引去找到適合你的水晶。

# 瑪瑙（AGATE）

瑪瑙有各種顏色——彩虹的全部色彩。不同瑪瑙依其顏色，具備不同特性。然而，由於瑪瑙是由石英晶體所構成（通常是玉髓），因此擁有六方結構，意味著一般而言，瑪瑙能幫助你達成願望。

**產地：** 遍及全世界

**晶體結構：** 六方

**形狀：** 天然、打磨／拋光、切割成片狀

**能量：** 放大

**顏色：** 黑、藍、棕、灰、綠、彩色、橙、紫、紅、白、黃

**脈輪：** 全都依顏色而定

**擺放：** 在任何脈輪、口袋裡、作為任何類型的珠寶首飾

**功效：** 情緒平衡、冷靜、專注和集中注意力；藍—溝通和誠實；苔紋—無條件的愛、豐盛；橙棕—自制；粉紅—同情；其他顏色—與相同顏色脈輪的問題

**搭配：** 其他瑪瑙、白水晶

**使用訣竅：** 我曾在岩灘上像孩上一樣，花費許多時間搜尋瑪瑙。為了找到瑪瑙，我篩選石頭，拿著它們面向太陽檢視，看看陽光能否穿透，如果可以，那便是瑪瑙。

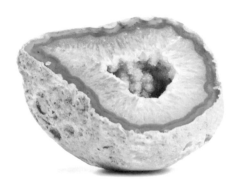

# 天河石（AMAZONITE）

身為長石一族的天河石，以真理石和勇氣石而著稱。天河石的藍綠色使之對應心輪和喉輪。其色調讓人想起海洋，能促進平靜祥和。天河石也是平衡石。

**產地：** 澳大利亞、巴西、加拿大、美國

**晶體結構：** 單斜

**形狀：** 天然、打磨／拋光

**能量：** 吸收

**顏色：** 水綠、藍綠、綠

**脈輪：** 心輪、喉輪

**擺放：** 在心輪或喉輪上，或者兩者之間；用作項鍊或耳環

**功效：** 說真話、平衡喉輪與心輪、無條件的愛、平靜與瞭解、健全完整、寬恕、豐盛、對抗負面情緒

**搭配：** 粉晶

**使用訣竅：** 下次當你即將面對充滿壓力的一天，可以配戴天河石項鍊或手鐲，幫助你保持安定。

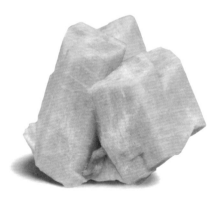
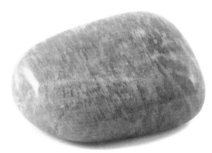

# 琥珀（AMBER）

　　琥珀嚴格來說並非水晶，而是石化的樹液。然而許多人因其療癒特性而將琥珀當成水晶使用。琥珀用作幫助嬰兒舒緩出牙疼痛的項鍊（在成人的監督下配戴，並非真的讓他們啃咬），以抗發炎的另類療效最為出名。

**產地：**波羅的海諸國、德國、羅馬尼亞、俄羅斯

**晶體結構：**非晶質

**形狀：**天然、切磨

**能量：**吸收和放大

**顏色：**棕、金、金棕、蜂蜜、橙

**脈輪：**太陽神經叢輪

**擺放：**在太陽神經叢輪、疼痛或發炎部位、作為首飾、口袋裡

**功效：**舒緩疼痛和發炎、產生正面能量、自尊、淨化、紓解壓力、增進生命力、緩解焦慮、避開其他能量（極適用於有同情心的人）

**搭配：**本身力量即相當強大，但適合與白水晶一起使用。

**使用訣竅：**要緩解治療手部的關節炎疼痛，可以嘗試配戴琥珀手鐲。

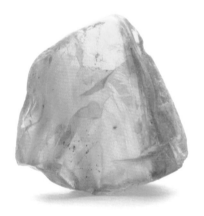
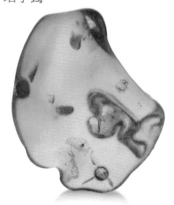

# 紫黃晶（AMETRINE）

在紫黃晶中，黃水晶和紫水晶在單一水晶內自然形成。紫色和黃色讓紫黃晶異常美麗，結合並放大這兩種水晶的特性而成為整體。從純粹欣賞其美麗的觀點，紫黃晶是我最喜愛的水晶之一。

**產地：**加拿大、墨西哥、斯里蘭卡、美國

**晶體結構：**六方

**形狀：**天然、尖柱、簇狀、打磨／拋光、切割

**能量：**放大

**顏色：**黃和紫

**脈輪：**太陽神經叢輪、眉心輪、頂輪

**擺放：**在太陽神經叢輪或眉心輪、靠近頭部的頂輪、床頭的附近

**功效：**放大黃水晶和紫水晶的特性、繁榮與豐饒、心靈溝通、氣場淨化、轉化負面能量、促進正面能量的流動、平衡對立的能量、平衡神性與個人意志、提升以自我為基礎的思維到更高的境界、促成與心靈有關的夢

**搭配：**紫水晶、黃水晶、白水晶

**使用訣竅：**配戴紫黃晶項鍊，有助於促進與平衡從太陽神經叢輪到頂輪的能量。

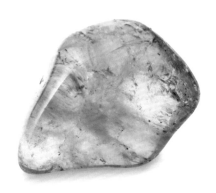

# 阿帕契之淚 (APACHE TEARS)

　　阿帕契之淚是圓形或橢圓形的黑曜石，嚴格來說並不是水晶，而是一種火山玻璃。然而，阿帕契之淚的確具備療癒特性，尤其是對悲傷的人。

**產地：**遍及全世界

**晶體結構：**非晶質

**形狀：**天然—橢圓形或圓形

**能量：**吸收

**顏色：**深灰至黑

**脈輪：**海底輪

**擺放：**處理負面情緒時放在口袋裡、作為忘憂石握在慣用手

**功效：**悲傷、情緒治療，從陰鬱或悲傷的情緒中恢復

**搭配：**粉晶

**使用訣竅：**處理心愛的人的死亡，當悲傷可能會讓你崩潰時，攜帶阿帕契之淚作為忘憂石使用。

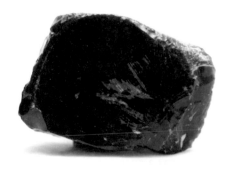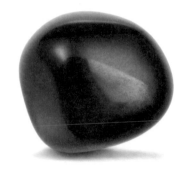

# 磷灰石（APATITE）

　　磷灰石具有美麗的藍綠色，但也是質地相當脆弱、柔軟的石頭。別把磷灰石和其他水晶一起存放，而是要將它小心包裹起來以免受損。磷灰石與靈性智慧和真理關係密切。

**產地**：墨西哥、挪威、俄羅斯、美國

**晶體結構**：六方

**形狀**：天然、尖柱、打磨／拋光、切割

**能量**：放大

**顏色**：水綠、藍、紫蘿蘭、黃

**脈輪**：粉紅—心輪或海底輪、黃—太陽神經叢輪、水綠—心輪、藍或水綠—喉輪、紫蘿蘭—眉心輪、透明—頂輪

**擺放**：與其顏色對應的脈輪、感覺社交焦慮時放在口袋（小心包裹起來）、冥想時握在你的接收（非慣用）手

**功效**：專注於目標、連結到神聖事物、消除負面能量、提高能量振動、強化直覺；促進真理、動機；降低社交焦慮和害羞

**搭配**：紫水晶、白水晶、粉晶

**使用訣竅**：存放磷灰石要小心，因為它容易出現刮痕、破裂和剝落。

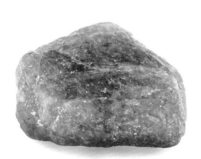
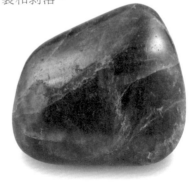

# 海藍寶石（AQUAMARINE）

　　海藍寶石是一種顯化石。它美麗的藍綠色具有鎮定和撫慰的效果，因此對於焦慮或恐懼的人尤其有用，海藍寶石也是一種旅行保護石。

**產地：**巴西、墨西哥、俄羅斯、美國

**晶體結構：**六方

**形狀：**天然、尖柱、打磨／拋光、切割

**能量：**放大

**顏色：**藍、綠藍

**脈輪：**心輪、喉輪、眉心輪

**擺放：**在喉輪以平衡從心輪到眉心輪的能量流動；用作項鍊，因為任何種類的海藍寶石首飾（特別是耳環），都有助於緩和焦慮和恐懼；進行冥想和／或說肯定語時，握在你的接收（非慣用）手

**功效：**安定、平撫焦慮、緩和恐懼、幫助顯化、調節與平衡脈輪，以及促進勇氣、保護和自我表現，也能發現靈性真理

**搭配：**紫水晶、白水晶、綠松石

**使用訣竅：**在說出你的肯定語時，將海藍寶石握在你的接收（非慣用）手，幫助顯化。

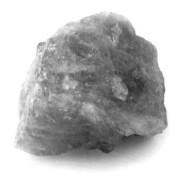 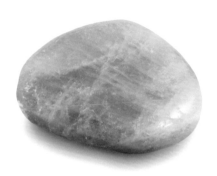

# 東菱石（AVENTURINE）

東菱石是由石英和其他礦物內含物（導致不同的顏色）所形成，可能呈現藍、綠、紅、橙、黃或白色，不過綠色最為常見。由於以石英為主要成分，所以東菱石是一種能量放大器，能放大與其顏色相關的脈輪能量。

**產地：** 巴西、中國、俄羅斯、西藏

**晶體結構：** 六方

**形狀：** 天然、尖柱、打磨／抛光、切割

**能量：** 放大

**顏色：** 藍、藍綠、綠（最常見）、紅、橙、黃、白

**脈輪：** 紅—海底輪、橙—臍輪、綠—心輪、黃—太陽神經叢輪、藍—眉心輪和喉輪、白—頂輪

**擺放：** 相應的脈輪、作為首飾、放在錢包

**功效：** 藍—加強溝通、幫助顯化、提升自律；綠—強化領導能力、促進昌盛、促進無條件的愛、釋放焦慮；紅／橙—提升安全與安全感；白—增進與高我的溝通、平衡脈輪；黃—提升自尊

**搭配：** 電氣石、綠松石

**使用訣竅：** 當你即將有工作上的重要會議時，在口袋裡放一塊綠色東菱石以提升領導力。

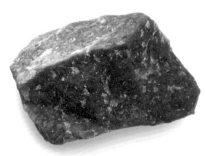
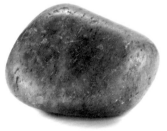

# 方解石（CALCITE）

方解石有各種顏色，每種都具備與脈輪對應的特性。其六方結構代表方解石是協助你達成願望的石頭，所以極適合用於顯化成果。

**產地：**巴西、冰島、俄羅斯、美國

**晶體結構：**六方

**形狀：**天然、打磨／拋光、切割

**能量：**放大

**顏色：**黑、藍、灰、綠、蜂蜜、橙／桃、粉紅、紅、紫蘿蘭、白

**脈輪：**紅、黑或灰—海底輪；橙或桃色—臍輪；蜂蜜或黃色—太陽神經叢輪；綠或粉紅—心輪；藍—喉輪；紫蘿蘭—眉心輪；白—頂輪

**擺放：**對應的脈輪、口袋裡、冥想時握在你的接收（非慣用）手

**功效：**顯化、能量放大、淨化、接地、心平氣和；藍—承認和說真話、正直；綠—豐饒；綠／粉紅—無條件的愛；蜂蜜或黃色—自尊；紫—直覺；橙—個人意志；白—與更高力量的溝通、精神成長

**搭配：**其他不同顏色的方解石

**使用訣竅：**在臥室或浴室創造平和放鬆的環境，方法是在房間各處放置不同顏色的方解石。

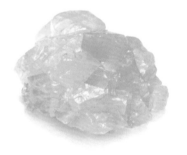
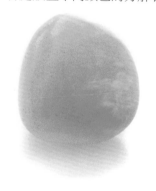

# 藍玉髓（CHALCEDONY）

玉髓是從潛在礦物獲得其顏色的石英。瑪瑙是一種玉髓（例如光玉髓），然而在討論療癒水晶時，玉髓通常是指一種乳藍色的石頭。玉髓被稱作演說家之石，幫助你機智圓滑地說出實話。

**產地：**奧地利、巴西、俄羅斯、美國

**晶體結構：**六方／單斜

**形狀：**天然、晶洞、打磨／拋光、切割

**能量：**放大

**顏色：**藍

**脈輪：**喉輪

**擺放：**在項鍊和耳環（效果尤其好）、直接放在喉輪上、胸前口袋

**功效：**顯化、保護、表達你的真話、表達創意、促進平靜安詳、減少自我懷疑、平衡情緒

**搭配：**白水晶、蘇打石、青金石

**使用訣竅：**在公開演說之前，用玉髓碰觸舌尖或嘴唇。

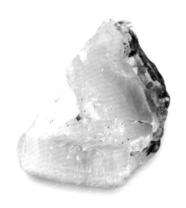
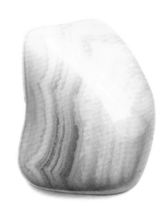

# 賽黃晶（DANBURITE）

　　賽黃晶具備影響不同脈輪的多種顏色。然而所有顏色的賽黃晶都是高振動的石頭，與靈性啟蒙和連結到更高力量有關。賽黃晶也是一種能幫助療癒深層情緒痛苦和創傷的淨化和清理石。

**產地：**日本、墨西哥、俄羅斯、美國

**晶體結構：**斜方

**形狀：**天然、打磨／拋光

**能量：**放大

**顏色：**透明、灰、綠

**脈輪：**綠—心輪、透明和灰—頂輪

**擺放：**心輪或頂輪；感到有壓力時，放在口袋裡；放在房屋各處以提升整體治療能量

**功效：**直覺、深層情緒療癒、慈悲與無條件的愛、連結上部脈輪（心輪到頂輪）、讓過渡變容易、安定和減壓力、清理氣場能量

**搭配：**所有水晶，尤其是高振動的協同石，例如矽鈹石、玻隕石和捷克隕石

**使用訣竅：**賽黃晶是絕佳的冥想石，用來與你的更高力量連結。冥想時握在任何一手都可以。

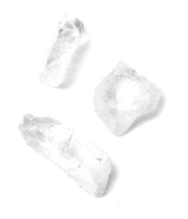
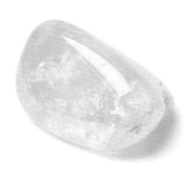

# 祖母綠（EMERALD）

祖母綠通常切磨拋光製成首飾，是稱作綠柱石（beryl）的礦物之一。其他綠柱石包括海藍寶石和摩根石（morganite）。擁有其獨特綠色的祖母綠是促進愛與慈悲的典型心輪石。

**產地：** 奧地利、巴西、坦尚尼亞、辛巴威

**晶體結構：** 六方

**形狀：** 天然、打磨／拋光、切割

**能量：** 放大

**顏色：** 綠

**脈輪：** 心輪

**擺放：** 心輪；作為首飾，例如無名指戒指

**功效：** 豐盛、無條件的愛、悲憫、戀愛、仁慈、寬恕、顯化、提升靈性覺知、平靜、體驗神愛、保護、治療創傷

**搭配：** 其他綠柱石（海藍寶石、摩根石）、白水晶、其他綠色或粉紅色石頭

**使用訣竅：** 作為無條件的愛與浪漫愛情之石，祖母綠用來送人，作為給予承諾、婚約或結婚戒指尤其吉利。祖母綠雖然堅硬，但含有許多內含物，因此容易碎裂，這表示你需要特別小心對待。

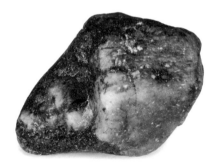 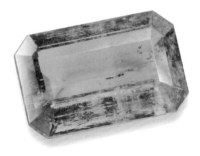

# 綠簾石（EPIDOTE）

作為單斜晶系的石頭，綠簾石主要是與心輪和愛有關的保護石，有助於改善人際關係、創造伴侶之間的平衡以及增進愛與個人成長。綠簾石也能放大其他石頭的能量。

**產地：**加拿大、法國、挪威、俄羅斯、美國

**晶體結構：**單斜

**形狀：**天然、打磨／拋光

**能量：**放大

**顏色：**綠

**脈輪：**心輪

**擺放：**心輪、冥想後握在手裡有接地效果、你想要放大其能量的任何石頭旁

**功效：**豐盛、愛、連結大自然、樂觀、接地、清理能量障礙、掃除慣例、強化、刺激療癒

**搭配：**任何需要放大效果的石頭

**使用訣竅：**如果你住在城市，無法經常外出，利用綠簾石進行冥想，能幫助你與大自然連結。

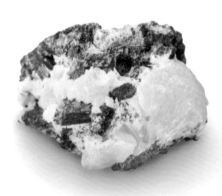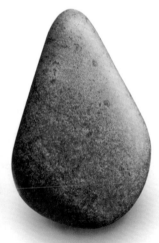

# 鉻雲母（FUCHSITE）

　　鉻雲母是一種嵌入雲母、閃亮的綠色矽酸鹽礦物，屬於保護石。你往往也會發現嵌入紅寶石的鉻雲母。鉻雲母（無論是否內嵌紅寶石）是典型的治療者之石，能幫助進行肉體、能量和情緒療癒。

**產地**：巴西、印度、俄羅斯

**晶體結構**：單斜

**形狀**：天然、打磨／拋光

**能量**：吸收

**顏色**：綠

**脈輪**：心輪

**擺放**：心輪、如果內嵌紅寶石則放在海底輪和心輪、用作項鍊或手鐲

**功效**：情緒—肉體—靈性療癒、復原、回春、平衡、豐盛、愛、增強其他水晶的能量

**搭配**：紅寶石

**使用訣竅**：鉻雲母是質地柔軟的礦物，容易形成劃痕，因此要避免與其他水晶一起存放。

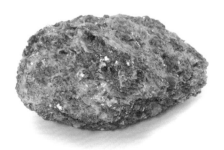
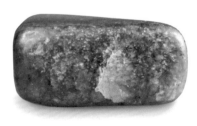

# 石榴石（GARNET）

一提起石榴石，人們多半想到稱作紅榴石（pyrope）的紅色石榴石。然而，石榴石還有其他顏色，例如錳鋁榴石（spessartine）有黃至橙的顏色，而綠色貴榴石是綠色。

**產地：**遍及全世界

**晶體結構：**等軸

**形狀：**天然、尖柱、簇狀、打磨／拋光、切割

**能量：**放大

**顏色：**棕、綠、橙紅、紅、黃

**脈輪：**紅—海底輪、橙紅或棕—臍輪、綠—心輪

**擺放：**紅色在海底輪附近；橙紅或棕在臍輪；綠色在心輪；用作首飾，特別是戒指或手鐲

**功效：**放大能量、保護、顯化、過渡、激勵和恢復生氣、提升能量、克服創傷、擺脫受限制的想法和看法；綠（綠色貴榴石）—豐饒；紅—接地、保護；黃至橙（錳鋁榴石）—事業成功

**搭配：**其他顏色的石榴石、煙晶、白水晶

**使用訣竅：**如果你正在經歷過渡期，將石榴石放在口袋裡，或配戴石榴石首飾有助於讓過渡期變得容易適應。

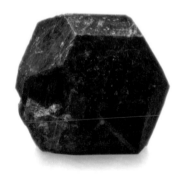
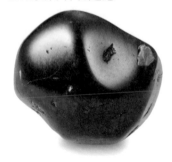

# 白紋石（HOWLITE）

〰〰〰〰〰〰〰〰〰〰〰〰〰〰〰

　　由於白紋石具備類似綠松石的紋理，經常被染成藍色，當作綠松石販售。然而，未染色的白紋石顏色較淡，呈白、灰或無色，這正是為什麼它如此容易染色的原因。白紋石可以幫助我們與神聖事物連結。

**產地：**美國

**晶體結構：**單斜

**形狀：**天然、打磨／拋光、雕刻、切割

**能量：**吸收

**顏色：**白、灰、無色

**脈輪：**頂輪

**擺放：**靠近頂輪、用作耳環或項鍊

**功效：**與神聖事物調和、連結到更高的真理、安定焦慮、減輕壓力、緩和極端的負面情緒，例如狂怒

**搭配：**綠松石、紫水晶、蘇打石

**使用訣竅：**高度壓力或緊繃時期，配戴白紋石雕刻的首飾能幫助你保持鎮定。

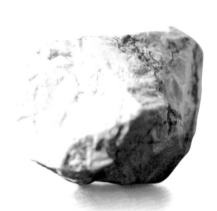
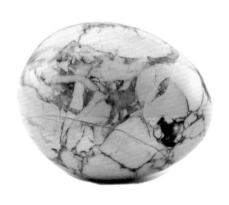

# 玉（JADE）

玉自古以來就被使用，通常雕刻成首飾或其他物件。大多數人認得綠色的玉，但玉也有白色或橙色。由於玉如此長久受青睞，並在許多文化中被重視，因此存在著大量加工或染色的玉器。要判斷玉的真假，可檢驗其顏色是否規律，尤其在放大鏡下查看。如果有不規則的情況，很可能是真玉。

**產地**：中國、中東、俄羅斯、美國

**晶體結構**：單斜

**形狀**：天然、打磨／拋光、雕刻

**能量**：吸收

**顏色**：黑、藍、灰、綠（最常見）、橙、紫、紅、白、黃

**脈輪**：紅、黑或灰一海底輪；橙一臍輪；黃一太陽神經叢輪；藍一喉輪；綠一心輪；紫一眉心輪；白一頂輪

**擺放**：在任何相對應的脈輪、作為首飾、口袋裡

**功效**：保護、旅行安全、緩和內疚、打斷負面思考模式、降低過度的權力渴望、增強生命能量、增加信任、提升各種的愛

**搭配**：各種顏色的玉、白水晶、孔雀石

**使用訣竅**：玉可能含有石棉，所以把玩後最好要洗手。

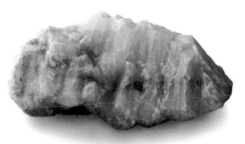
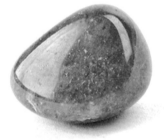

# 碧玉（JASPER）

　　有多種不透明顏色的碧玉，是石英或玉髓以及其他礦物的聚合物。不同的碧玉有不同的特性，然而一般而言，碧玉是吸收過度的能量和協助平衡能量的顯化石。

**產地：**遍及全世界

**晶體結構：**六方

**形狀：**天然、打磨／拋光、雕刻、切割

**能量：**吸收

**顏色：**黑、藍、棕、綠、橙、紅、黃

**脈輪：**紅或黑—海底輪、橙—臍輪、黃或棕—太陽神經叢輪、綠—心輪、藍—喉輪或眉心輪

**擺放：**任何對應的脈輪、作為首飾、口袋裡

**功效：**顯化、平衡過度的能量（例如：成癮、強迫症行為）、接地、穩定性

**搭配：**其他各種碧玉、黑電氣石

**使用訣竅：**在冥想後握住，想像你的腳底生根到地下，幫助你與大地連結。

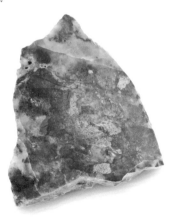
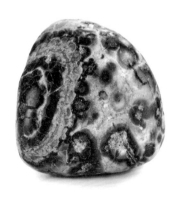

# 藍晶石（KYANITE）

　　藍色是藍晶石最常見的顏色，但也有黃、綠、黑和橙色。藍晶石是質地脆弱的石頭，往往呈現刀片狀，非常適合當作用拇指摩擦的忘憂石。藍晶石從不需要淨化，因為它不會留住能量，只促進能量的流動。這也是為什麼藍晶石並非以吸收或放大能量而著稱。

**產地：** 巴西

**晶體結構：** 三斜

**形狀：** 天然、刀片狀、打磨／拋光、雕刻、切割

**顏色：** 黑、藍（最常見）、灰、綠、橙、黃、白

**脈輪：** 黑或灰—海底輪、橙—臍輪、黃—太陽神經叢輪、綠—心輪、藍—喉輪或眉心輪、白—頂輪

**擺放：** 任何對應的脈輪、握在手中當作忘憂石

**功效：** 創造流通的通道、清理障礙、使你跳出常規、促進溝通（尤其是藍色）、忠誠與公平、喚起記憶、接地（黑）

**搭配：** 各種顏色的藍晶石，放置於任何兩顆水晶之間，協助促進能量的流動

**使用訣竅：** 將藍晶石擺放在水晶陣中，促進水晶之間的能量流動。

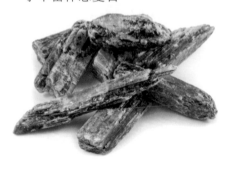

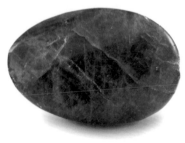

# 拉長石（LABRADORITE）

　　未經切磨或拋光的拉長石，看起來就像老舊的岩石。然而經過切磨拋光後，拉長石具備稱作拉長石光彩的特性，產生類似於蛋白石或月光石的多彩乳白光澤。因紐特人（Inuit）相信拉長石能連接塵世與看不見的領域。

**產地：**加拿大、義大利、斯堪地那維亞半島

**晶體結構：**三斜

**形狀：**天然、打磨／拋光、雕刻、切割

**能量：**放大

**顏色：**帶有多種閃現色彩的藍或灰色

**脈輪：**喉輪、眉心輪

**擺放：**喉輪、用作項鍊、進行冥想之處附近

**功效：**展現神奇特性、減少負面能量、緩和性格的負面層面、解去成癮物質的毒性、緩和衝動與魯莽、連結到更高領域、促進直覺、驅除幻覺

**搭配：**白水晶、蘇打石、紫水晶

**使用訣竅：**利用拉長石（握在手中或置於身旁）進行冥想，或在祈禱時促進與更高領域的溝通。

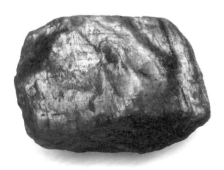
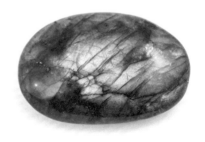

# 青金石（LAPIS LAZULI）

青金石嚴格來說並非水晶，因為它不具備晶體結構，而是一種變質岩。然而，青金石作為擁有神奇力量的半寶石，長久以來受人珍視，被用來裝飾許多古器物，包括埃及法老圖坦卡門的石棺。

**產地**：智利、埃及、中東、美國

**晶體結構**：無

**形狀**：天然、打磨／拋光、雕刻

**能量**：吸收

**顏色**：藍、白色或金色條紋

**脈輪**：喉輪

**擺放**：喉輪、用作項鍊或耳環

**功效**：各種類型的溝通（尤其是書面溝通）、學習、鼓勵誠實和說真話、帶來和諧、提升表現

**搭配**：白水晶

**使用訣竅**：青金石是表演者之石。配戴青金石參加面試或公開演說，能促進更好的表現。

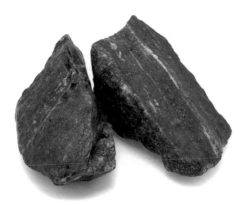
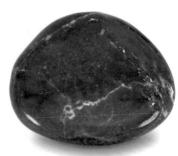

# 拉利瑪（LARIMAR）

　　拉利瑪是藍色的針鈉鈣石，僅存於多明尼加共和國。拉利瑪是生成於熔岩中的安定平靜石，也稱作海豚石和亞特蘭提斯石。

**產地：**多明尼加共和國

**晶體結構：**三斜

**形狀：**天然、葉片狀、打磨／拋光、雕刻

**能量：**吸收

**顏色：**藍

**脈輪：**喉輪、眉心輪

**擺放：**喉輪、床邊或用膠帶黏貼在床頭底下

**功效：**放鬆、安定和慰藉、增進平和與平靜、幫助表達智慧、協助消除創傷、釐清夢的意義

**搭配：**白水晶、透石膏

**使用訣竅：**當你需要在重要談話中平靜明智地說真話時，配戴拉利瑪項鍊。

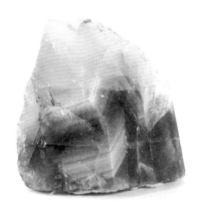 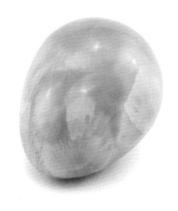

# 磁石（LODESTONE）

　　磁石也稱作磁鐵礦，是氧化鐵所形成的黑色磁性石頭。你時常會發現它透過磁力吸附小鐵塊。如果發現這種情況，你要小心地將它與其他水晶分開存放，好讓它繼續吸附這些小鐵塊。

**產地：** 奧地利、加拿大、墨西哥、美國

**晶體結構：** 單斜

**形狀：** 天然、帶有天然吸附的鐵、打磨／拋光（無鐵）

**能量：** 放大

**顏色：** 黑

**脈輪：** 海底輪

**擺放：** 靠近海底輪、用作手鐲

**功效：** 接地、保護、吸引你所創造的事物

**搭配：** 本身就具備強大的力量

**使用訣竅：** 我建議隨時將磁石置於提供保護的容器中，即使在使用時。

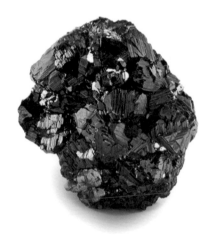
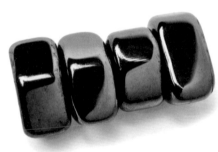

# 孔雀石（MALACHITE）

在我還是個孩子時，孔雀石是我多年前發現的第一種水晶。孔雀石呈現美麗的深綠色，貫穿著更淺和更深的綠色條紋。孔雀石是心、自然、豐盛和治療之石。

**產地：**剛果、中東、俄羅斯、尚比亞

**晶體結構：**單斜

**形狀：**天然、打磨／拋光、雕刻、切割

**能量：**吸收

**顏色：**綠

**脈輪：**心輪

**擺放：**在／靠近心輪、用作項鍊或手鐲、旅行時放在手提箱或隨身攜帶的袋子

**功效：**吸收負面能量、對抗汙染（能量和身體方面的）、保護免於遭遇意外、緩解與旅行有關的恐懼

**搭配：**青金石

**使用訣竅：**孔雀石據信能提供空中旅行時的保護。搭乘飛機時帶一小塊在隨身攜帶的手提包，甚至是口袋中。

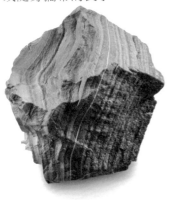
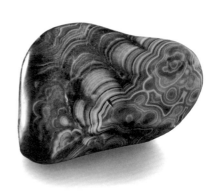

# 捷克隕石（MOLDAVITE）

捷克隕石是一種玻隕石（流星撞擊所形成的岩石），使之成為「太空岩石」。捷克隕石是被視為協同石的高振動石頭，可與十二種類似的高振動石頭搭配（參看以下詳細說明）。

**產地：**捷克共和國、德國、摩爾多瓦

**晶體結構：**非晶質

**形狀：**天然、碎片

**能量：**放大

**顏色：**綠

**脈輪：**心輪或頂輪

**擺放：**在／靠近心輪或頂輪、用作項鍊

**功效：**連結神聖事物、安定焦慮和懷疑、提高振動、促進有意義的夢、回春

**搭配：**阿賽斯特萊石、板鈦礦（brookite）、賽黃晶、磷鈹鈣石（herderite）、鈉沸石（natrolite）、透鋰長石（petalite）、矽鈹石、梵天石英、鈣沸石（scolecite）、坦桑石、玻隕石

**使用訣竅：**大塊的捷克隕石可能相當昂貴，但捷克隕石是力量非常強大的石頭。即使是一小塊，也會產生深刻的效果。

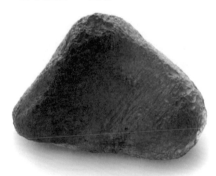
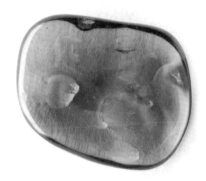

# 月光石（MOONSTONE）

　　月光石是以乳白色為其特徵的一種長石，帶有稱作冰長石光彩的乳白光澤。如同其他單斜晶系的石頭，月光石是一種保護石，也是能讓你連結到更高領域、啟發神性和直覺的石頭。

**產地：**奧地利、巴西、印度、斯里蘭卡

**晶體結構：**單斜

**形狀：**天然、打磨／拋光、切割

**能量：**放大

**顏色：**黑、桃、白

**脈輪：**眉心輪或頂輪

**擺放：**在／靠近眉心輪或頂輪、用作項鍊或耳環

**功效：**連結到神聖事物和強化直覺、幫助做決定和進行理性思考、激發創意的解決方案、促進自我表現、在水上和夜間旅行時提供保護

**搭配：**粉晶、紫水晶

**使用訣竅：**從事水上和夜間旅行時，你可以在口袋裡攜帶月光石或配戴月光石首飾以提供保護。

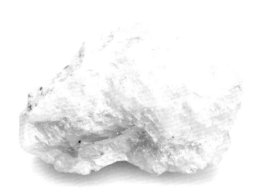 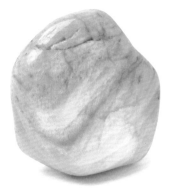

# 黑曜石（OBSIDIAN）

　　黑曜石是熔岩冷卻時擠壓成形的火山玻璃，通常是黑色（有時帶著斑點，例如雪花黑曜石），黑曜石是有助於保護和接地的海底輪石。

**產地**：遍及全世界

**晶體結構**：非晶質

**形狀**：天然、打磨／拋光、切割

**能量**：放大

**顏色**：黑、黑帶白

**脈輪**：海底輪

**擺放**：在／靠近海底輪、進行接地冥想時握在雙手中

**功效**：氣場淨化、接地、釋放怒氣和怨恨、保護不受負面能量影響

**搭配**：白水晶、透石膏

**使用訣竅**：如果你感覺朦朧或是能量「阻塞」，在你的接收（非慣用）手握一塊黑曜石，同時做深呼吸。

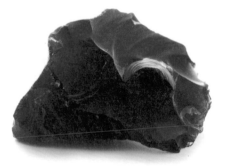
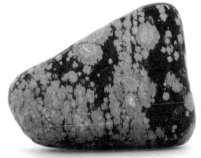

# 縞瑪瑙（ONYX）

縞瑪瑙是一種具有平行條紋的玉髓，作為也有助於顯化的保護和接地石，能幫助平衡過度的性慾。

**產地**：巴西、義大利、墨西哥、美國

**晶體結構**：六方

**形狀**：天然、打磨／拋光、切割

**能量**：吸收

**顏色**：黑

**脈輪**：海底輪

**擺放**：在／靠近海底輪、褲子口袋

**功效**：接地、吸收過度的性慾、增進親密關係的和諧、提升自制力、鎮定憂慮和緊張、平撫惡夢

**搭配**：瑪瑙、光玉髓

**使用訣竅**：將縞瑪瑙放在床頭櫃，或用膠帶黏貼在床頭板，有助平衡親密關係。

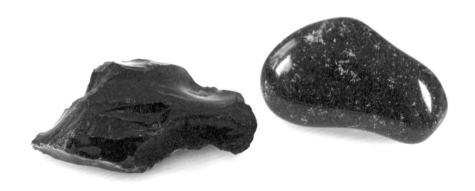

# 蛋白石（OPAL）

　　蛋白石因為其閃爍變幻的冷光（稱作衍射）而被視為貴重的寶石和治療石。然而由於缺乏晶體結構，蛋白石嚴格來說並非水晶。蛋白石質地軟且含水量高，使之尤其脆弱。千萬別用水或鹽淨化蛋白石。

**產地：**澳大利亞、加拿大、英國、墨西哥

**晶體結構：**非晶質

**形狀：**天然、打磨／拋光、切割

**能量：**放大

**顏色：**黑、藍、無色、綠、橙、粉紅、紅、紫蘿蘭、白、黃

**脈輪：**紅或黑—海底輪、橙—臍輪、黃—太陽神經叢輪、綠或粉紅—心輪、藍—喉輪、紫蘿蘭—眉心輪、無色或白—頂輪

**擺放：**置於或靠近任何脈輪、作為任何形式的首飾、靠近床頭幫助做夢

**功效：**創造力、靈感、連結到神聖事物和高我、促進轉變進程、協助輕鬆穿越障礙、改善記憶力

**搭配：**拉利瑪

**使用訣竅：**小心存放和使用，遠離其他水晶以防損壞。

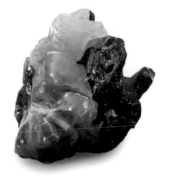
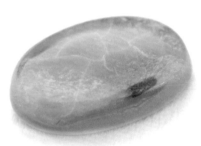

# 橄欖石（PERIDOT）

　　橄欖石呈現美麗的綠色，是受珍視的寶石，代表無條件的愛、寬恕、悲憫以及其他集中於心的情緒和經驗。橄欖石也是一種淨化和清理石。

**產地：**埃及、愛爾蘭、俄羅斯、斯里蘭卡

**晶體結構：**斜方

**形狀：**天然、打磨／拋光、切割

**能量：**放大

**顏色：**綠

**脈輪：**心輪

**擺放：**在／靠近心輪；用作項鍊或手鐲、無名指戒指

**功效：**促進積極度、各種類型的愛、寬恕、悲憫、治療情緒創傷、降低自我意識、豐盛、運氣、氣場淨化、平衡脈輪

**搭配：**白水晶、粉晶、煙晶

**使用訣竅：**當你覺得需要一些額外的好運時，攜帶或配戴橄欖石。

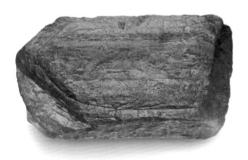
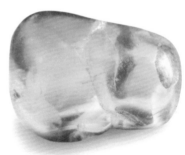

# 菱錳礦（RHODOCHROSITE）

菱錳礦是顏色鮮明、有條紋的粉紅色石頭。當它的粉紅顏色更淡時，可能被誤認為粉晶，而且具有類似的超自然特性。然而一般來說，從它深濃的粉紅色和貫穿的白色條紋，你可以分辨出它是菱錳礦而非粉晶。

**產地：**阿根廷、祕魯、俄羅斯、烏拉圭

**晶體結構：**六方

**形狀：**天然、打磨／拋光、切割

**能量：**放大

**顏色：**粉紅

**脈輪：**深粉紅一海底輪、淺粉紅一心輪

**擺放：**在／靠近海底輪或心輪；用作項鍊或手鐲、無名指戒指

**功效：**悲憫、仁慈、無條件的愛、安定、接地、寬恕、氣場淨化、善待自己

**搭配：**粉晶、白水晶

**使用訣竅：**如果你難以愛自己或善待自己，將菱錳礦握在你的接收（非慣用）手，說出「我無條件愛我自己」的肯定語。

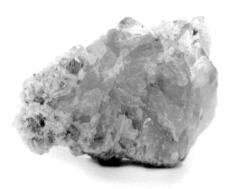
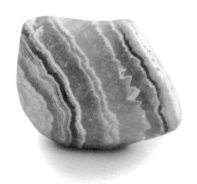

# 紅寶石（RUBY）

　　紅寶石是受珍視的寶石，呈現鮮豔的紅色。紅寶石與藍寶石都是貴重礦物剛玉的一種。除了紅寶石晶體本身，你可能發現它們嵌入鉻雲母或黝簾石（zoisite）。嵌入這些石頭中的紅寶石比紅寶石本身便宜，而且仍擁有單獨紅寶石的特性。

**產地：**印度、墨西哥、俄羅斯

**晶體結構：**六方

**形狀：**天然、打磨／拋光、切割

**能量：**放大

**顏色：**紅

**脈輪：**海底輪和心輪

**擺放：**在／靠近海底輪或心輪；用作項鍊或手鐲、無名指戒指

**功效：**各種類型的愛、開啟心輪、表達愛、悲憫、連結到靈性和神性的愛、信任、勇氣、寬恕、接地、清理阻塞的情緒和能量

**搭配：**藍寶石、粉晶

**使用訣竅：**如果你陷入任何情緒中，配戴紅寶石首飾或者將紅寶石放在口袋裡，有助於突破障礙。

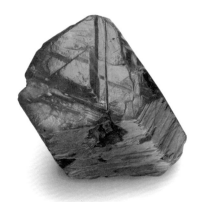
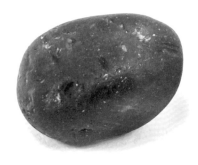

# 藍寶石（SAPPHIRE）

　　如同紅寶石，藍寶石也是貴重礦物剛玉的一種。大多數人通常以為藍寶石是藍色的，但這種寶石其實有多種顏色，包括橙、黃和粉紅。藍寶石是保護石和顯化石。

**產地**：澳大利亞、巴西、加拿大、印度

**晶體結構**：六方

**形狀**：天然、打磨／拋光、切割

**能量**：放大

**顏色**：藍、橙、粉紅、黃

**脈輪**：橙—臍輪、黃—太陽神經叢輪、藍—眉心輪或喉輪、粉紅—眉心輪

**擺放**：置於或靠近合適的脈輪，尤其是喉輪；用作項鍊或耳環；在床頭附近以防止失眠

**功效**：自我表現、溝通、解決睡眠問題、說真話、忠誠、個人意志屈服於神的意志

**搭配**：紅寶石

**使用訣竅**：藍寶石用於進行發聲的冥想時，力量特別強大，例如肯定語冥想。

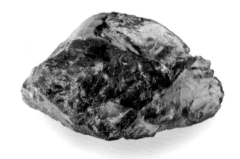
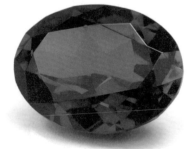

# 透石膏（SELENITE）

　　透石膏是一種石膏，質地非常軟的水晶。因為易於雕刻，所以你常會發現它被雕成有趣的形狀和塔形。透石膏主要是作為保護石，也是一種不需要淨化的石頭，因為它不吸收或儲存能量，可以當作其他水晶的淨化石。

**產地**：中國、法國、印度、美國

**晶體結構**：單斜

**形狀**：天然、打磨／拋光、雕刻、切割

**能量**：放大

**顏色**：白

**脈輪**：眉心輪和頂輪

**擺放**：在／靠近眉心輪或頂輪

**功效**：保護不受負面能量影響、淨化負面能量、淨化其他水晶、淨化氣場、連結直覺和神聖事物、寬恕

**搭配**：各種石頭

**使用訣竅**：由於透石膏質地相當軟，可能容易受損。千萬不要碰觸水或鹽，並且與其他水晶分開存放。

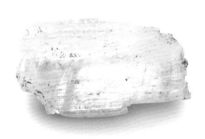
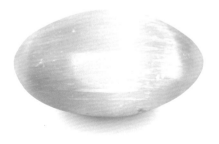

# 蘇打石（SODALITE）

　　蘇打石是天然的放大器，能幫助你增強在生活中想要的能量。如果你的某種能量過剩，而其他能量不足時，也有助於平衡能量。

**產地：**澳大利亞、巴西、加拿大、俄羅斯

**晶體結構：**等軸

**形狀：**天然、打磨／拋光、雕刻、切割

**能量：**放大

**顏色：**藍帶白

**脈輪：**喉輪和眉心輪

**擺放：**在／靠近喉輪或眉心輪、用作項鍊或耳環

**功效：**說真話、有效溝通、平衡情緒、連結直覺和指導靈

**搭配：**紫水晶

**使用訣竅：**如果你正在經歷情緒的起伏，蘇打石是有效的水晶。攜帶蘇打石或配戴蘇打石首飾有助於平衡情緒。

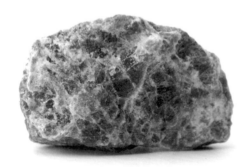
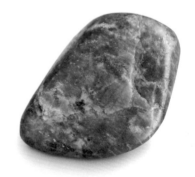

# 坦桑石（TANZANITE）

　　坦桑石能幫助釋放不再適合你的事物，也有助於清除能量障礙或不需要的能量。這種寶石以其發現地坦尚尼亞（Tanzania）命名。

**產地：**坦尚尼亞

**晶體結構：**斜方

**形狀：**天然、打磨／拋光、雕刻、切割

**能量：**放大

**顏色：**紫蘿蘭藍

**脈輪：**喉輪、眉心輪和頂輪

**擺放：**在／靠近喉輪、眉心輪或頂輪；用作耳環或項鍊

**功效：**清除不需要的能量和不適合你的事物、促進與高我以及神聖事物的連結、整合眉心輪和頂輪、協助發現自我和真正的精神本質

**搭配：**白水晶、天青石

**使用訣竅：**坦桑石能幫助你發現和釐清自己的精神信仰。進行冥想或祈禱時握在你的接收（非慣用）手。

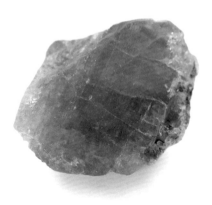
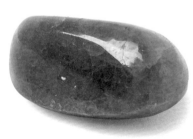

# 虎眼石 (TIGER'S EYE)

　　虎眼石之所以如此命名，是因為它像似虎眼，最為人知的顏色是黃／棕色。此外也有藍色和紅色虎眼石。虎眼石是顯化石，能幫助你解決關於自我問題的掙扎。

**產地：**巴西、加拿大、印度、南非

**晶體結構：**六方

**形狀：**天然、打磨／拋光、雕刻、切割

**能量：**吸收

**顏色：**藍、紅、黃

**脈輪：**紅—海底輪、黃—太陽神經叢輪、藍—喉輪

**擺放：**置於或靠近合適的脈輪、用作項鍊或手鐲

**功效：**自我表現、自我價值、自尊、自我定義、愛自己、自我概念、自我批評、展現目標

**搭配：**黃水晶

**使用訣竅：**避免使用未拋光的虎眼石，因為含有石棉。拋光過的虎眼石雖免除石棉的威脅，但為了安全起見，把玩之後要洗手。

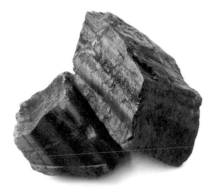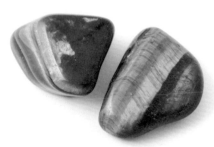

# 拓帕石（TOPAZ）(譯注：或稱「托帕石」)

　　拓帕石是異常清澈的寶石，能幫助你淨化能量和釋放不再適合你的事物，也有助於調整與平衡能量。金色拓帕石是最為人知的拓帕石，還有其他顏色，包括藍、透明、粉紅、綠、桃色和粉紅色。

**產地**：巴西、加拿大、印度、南非

**晶體結構**：斜方

**形狀**：天然、簇狀、打磨／拋光、雕刻、切割

**能量**：放大

**顏色**：藍、無色、綠、金（最常見）、桃、粉紅、紅、黃

**脈輪**：紅—海底輪、桃—臍輪、黃或金—太陽神經叢輪、綠—心輪、藍—喉輪、粉紅—眉心輪、透明—頂輪

**擺放**：置於或靠近合適的脈輪、用作任何類型的首飾、在你想要清除負面能量的周遭或任何房間角落

**功效**：自我表現、自我價值、自尊、自我定義、愛自己、自我概念、自我批評、展現目標、展現有創造力的願景

**搭配**：坦桑石、天青石

**使用訣竅**：當你說出你的肯定語或從事任何創意計畫時，握住或配戴拓帕石。

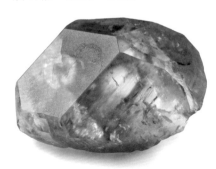 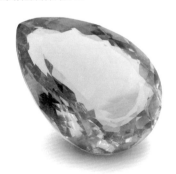

# 電氣石(TOURMALINE)

前一章我們討論到黑電氣石是一種保護石,而其他顏色的電氣石也是有價值的治療石。任何顏色的電氣石都能幫助你展現對應脈輪顏色的特性。舉例來說,綠電氣石幫助你展現無條件的愛,而粉紅電氣石幫助你展現浪漫愛情。

**產地:**阿富汗、巴西、斯里蘭卡、美國

**晶體結構:**六方

**形狀:**天然、在石英中、打磨/拋光、雕刻、切割

**能量:**放大

**顏色:**黑、綠、綠與粉紅(西瓜)、橙、粉紅、紅、黃

**脈輪:**紅、黑—海底輪;橙—臍輪;黃—太陽神經叢輪;西瓜、粉紅、綠—心輪

**擺放:**置於或靠近合適的脈輪;用作任何類型的首飾,尤其是手鐲或戒指

**功效:**展現欲望、增進活力、回春和恢復生氣、淨化

**搭配:**其他顏色電氣石、透石膏、海藍寶石

**使用訣竅:**西瓜電氣石具備西瓜般的綠色與粉紅色,是力量尤其強大的愛情顯化石。進行冥想時握在你的給予(慣用)手,幫助你無條件地愛人。

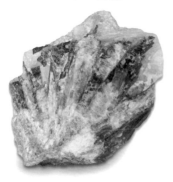
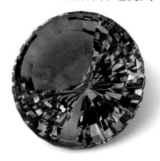

# 鋯石（ZIRCON）

小時候我發現我的生日石是藍鋯石，讓我大失所望，因為我以為那和立方氧化鋯（cubic zirconia）一樣，都是人造的產物。事實上，兩者並不相干，鋯石是具有保護力和吸引力的天然礦物。

**產地：** 澳大利亞、加拿大、巴基斯坦、斯里蘭卡

**晶體結構：** 正方

**形狀：** 天然、打磨／拋光、雕刻、切割

**能量：** 放大

**顏色：** 藍、黃

**脈輪：** 黃—太陽神經叢輪；藍—喉輪或眉心輪

**擺放：** 置於或靠近合適的脈輪；用作任何類型的首飾，尤其是項鍊或手鐲；當你有無趣的任務要處理時，可放在辦公桌上。

**功效：** 愛自己、精神成長、連結到神聖事物、直覺、產生樂趣、提高你對於不特別感興趣的事物的熱忱

**搭配：** 白水晶、海藍寶石

**使用訣竅：** 天然產出的鋯石是藍色或黃色，但你也會發現其他顏色的鋯石。如果是這樣，有可能是經過熱處理。

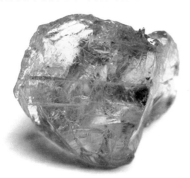
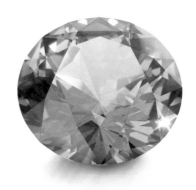

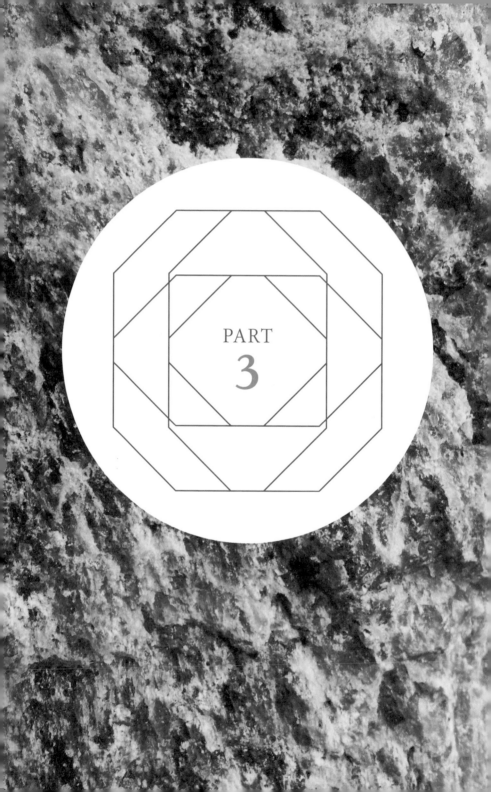

PART
3

# 利用水晶改善你的生活

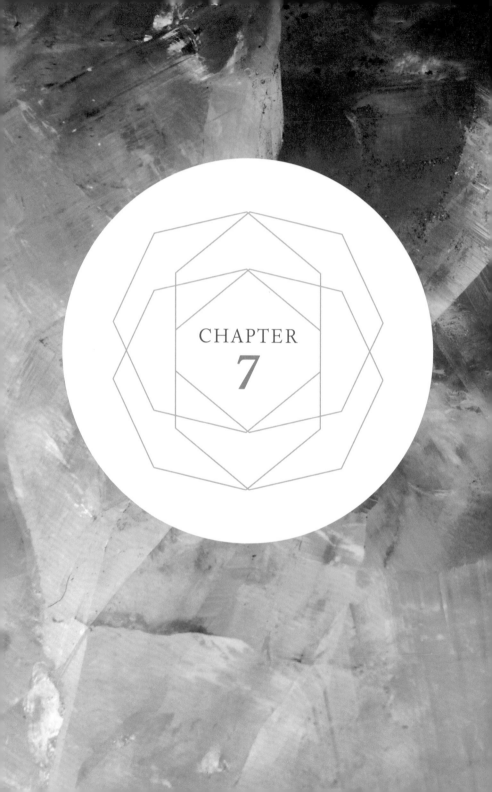

CHAPTER
7

# 水晶處方

　　以下章節與大家分享，我發現能有效解決某些問題和狀況的水晶處方。我針對所列出的每個問題都提供一些建議，以及在你開始利用水晶內化和專注意念之前，可以複誦的真言。如書中經常提到的，你要挑選與你最有共鳴的水晶。

　　治療需要時間。想要引發改變，你必須願意讓改變進入你的生活，對此你得抱持接納的態度。開始治療時，請盡可能試著放下疑慮或恐懼，並進入正向和接納的心境。只有在你允許和願意接受的情況下，改變才可能發生。如果你一向不是善於接納的人（我發現大多數人寧可給予），不妨用一句正向的陳述開場，例如：「我開放自己接納。」或者「我對於即將接受的事物心懷感激。」

# 虐待

許多人背負受虐的重擔，造成終生的痛苦。無論是誰虐待你，什麼時候虐待你，或者什麼形式的虐待（情緒、心理、身體、性方面的），要真正過一個操之在我的自信人生，你必須設法釋放你所背負的痛苦，才能繼續勇往直前。

## 真言

*我將自己從曾經承受的傷害中釋放出來，*
*善待自己勇往直前。*

## 處方#1—光玉髓

受虐的後果往往堆積在你的臍輪（或第二脈輪），那裡是個人力量的中心，就身體和／或性虐待而言尤其如此。因此橙色的光玉髓是有效的第二脈輪石。

*舒服地或坐或躺，將光玉髓握在你的接收（非慣用）手。*

*閉上眼睛想像受虐的痛苦是第二脈輪中的黑色團塊。*

*想像這個黑色團塊從你觸地的部位退散（雙腳、臀部、背部，視你採坐姿或躺姿而定），排入地底。大地會中和與重新平衡這股能量。*

*當你感覺到大地已經接收所有能量，將光玉髓貼在你的臍輪，你可以隨心所欲地複誦真言若干次。進行治療的時間長短和次數視你的需要而定。*

## 處方#2—黃虎眼石

自我價值與自尊往往因為受虐而被貶低，尤其是情緒和心理上的虐待。這些是太陽神經叢輪問題。

*將黃虎眼石握在你的接收（非慣用）手，安靜舒服地或坐或躺。如果你覺得放心，可以閉上眼睛。*

*想像你的太陽神經叢輪（位於胸骨底部）發出一道金光。*

*複誦真言，再加上額外的自尊真言，例如：「我配得上好事。」你想持續多久便持續多久。*

## 處方#3—虐待陣形

擺出水晶陣形，協助解決三個往往因受虐而產生的問題：安全／安全感、個人力量和自尊。在此我們利用平衡身心靈的三角陣形。將這個水晶陣擺在床底下或書桌上，或者你會待上許多時間的任何地方。大約每月淨化水晶一次。任何形狀或大小的石頭都會有效，只要合你的意都行。

**形態：**三角形
**焦點石：**黑電氣石（安全感、安全、吸收負面能量）
**意圖石：**黃水晶（自尊）、粉晶（愛自己）、光玉髓（個人力量）
**周圍石：**白水晶（放大）

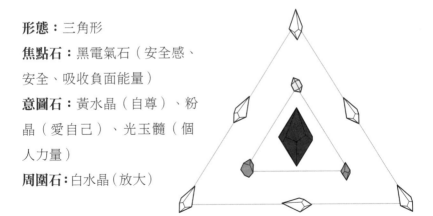

# 成癮

許多人認為成癮嚴格侷限於藥物和酒精，但成癮問題其實可以是任何看似不可動搖，但對你沒有用處的依附，例如缺乏營養的食物或不健康的關係。以下的治療法會幫助強化個人意志，擺脫你的成癮問題，無論那是什麼樣的依附。

## 真言

*我擺脫一切不健康的依附，*
*不受阻礙勇往直前。*

## 處方#1—赤鐵礦

成癮主要是海底輪問題，因此使用有助於平衡海底輪的水晶。成癮也涉及能量過剩的問題，所以你需要能吸收而非放大的水晶，因為你需要平衡那裡的脈輪能量。如此使得赤鐵礦成為解決成癮問題的絕佳選擇。

*在你最常坐的位置底下用膠帶黏貼一塊赤鐵礦，還有床底和床腳。你也可以整天在褲子口袋裡放一塊赤鐵礦，或者配戴赤鐵礦戒指（如果破裂便更換）。*

*當你感覺到你控制不住癮頭，將赤鐵礦握在你的給予（慣用）手，閉上眼睛複誦真言，直到這個衝動消失。過程中每天淨化赤鐵礦。*

## 處方#2—紫水晶

紫水晶以「醒酒石」著稱，因為人們曾經相信紫水晶讓人千杯不醉。如果你對於致幻物質上癮（包括咖啡因或尼古丁），不妨隨身攜帶一塊紫水晶。

**當你非常渴望該物質時，將紫水晶握在你的給予（慣用）手，閉上眼睛並說出真言。**

**複誦真言直到衝動消退。過程中每天淨化紫水晶。**

## 處方#3—脈輪陣形

在你待最多時間的地方布置一個簡單的脈輪水晶陣，例如你的書桌上或床底下。如果擺在床底下，將黑電氣石置於你躺在床上時，對準臀部海底輪的位置，而白紋石對準你頭頂的頂輪。這些水晶會吸收可能與成癮有關的每個脈輪的過剩能量。

**形態：**垂直線

**使用水晶（按順序）：**

黑電氣石（海底輪）、

光玉髓（臍輪）、

黃虎眼石（太陽神經叢輪）、

孔雀石（心輪）、

蘇打石（喉輪）、

青金石（眉心輪）、

白紋石（頂輪）

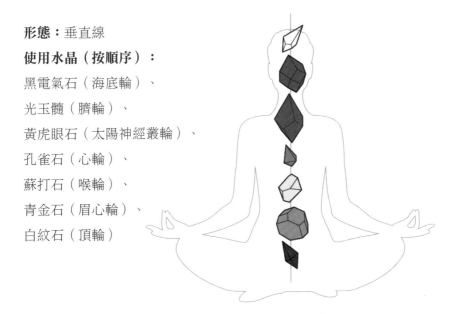

# 怒氣

我們不時都會生氣。我發現處理怒氣最好的辦法是讓你自己完整地去體驗，因為當你不試著去控制怒氣，它會更快過去。然而，如果怒氣滯留不散，或者你的問題源自於過度的或長期的怒氣，例如狂怒、挫折或怨恨，那麼利用水晶能幫助你釋放怒氣，然後繼續前進。

## 真言

*我透過鎮定和正面的自我表達來控制我的怒氣。*

## 處方#1─孔雀石

怒氣往往屬於心輪問題，是一種過度表現的情緒和過剩的能量，意味著必須被吸收，因此需要使用能吸收你所釋放的能量的水晶。深綠色的孔雀石藉由吸收過剩能量，來平衡心輪能量。在我丈夫心臟病發後，我讓他開始配戴穿上長繩的孔雀石，懸掛於心臟位置，那是我開的處方。因為狂怒和怒氣往往積存於心臟，造成不平衡和過剩的能量，而懸掛於心臟位置的孔雀石能有效吸收這些能量。

*用繩子懸掛孔雀石於心臟位置，整天配戴。*

*每天淨化孔雀石。*

*如果你感覺到怒氣上升且無法消散，用你的給予（慣用）手握住孔雀石，如果你覺得放心，不妨閉上眼睛，並複誦真言。*

## 處方#2―紅色或黑色碧玉

由於怒氣源自於恐懼（生氣常見的原因，因為那是感到害怕時的一種防衛機制），所以你需要不透明的黑色或紅色石頭。在此，我推薦在褲子口袋裡放一塊紅色或黑色的碧玉。當你發怒且怒氣不消時，問問自己那是否是因恐懼而生的防衛機制。

*將碧玉握在你的給予（慣用）手，雙腳穩穩踩在地板上。*

*想像你的怒氣像深紅色煙霧透過你的腳底排出和進入大地，因此獲得中和。*

*你也可以唸誦真言。*

## 處方#3―釋放怒氣陣形

我建議使用簡單的圓形陣。圓代表完整與統一。這個陣形中的石頭被安排用來做兩件事：吸收怒氣和放大慈悲。將它擺放在你長時間待著的位置或床底下。每隔幾天淨化石頭，特別是焦點石。在此任何形狀的石頭都適用。

**形態：**圓形

**焦點石：**

孔雀石（吸收怒氣）

**周圍／意圖石：**

粉晶（放大慈悲）

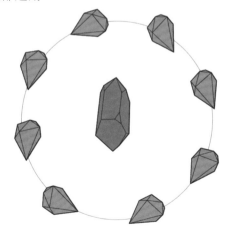

# 焦慮

焦慮可能是偶發的事，或者一種慢性甚至令人衰弱的病症。焦慮分很多種，例如社交焦慮、強迫症、恐懼症和廣義的焦慮。在此提供的處方是針對持續性的焦慮，而非短期壓力，後者包含在別的處方中。焦慮是另一種能量過剩的情況，所以你需要具備吸收、撫慰和鎮定效果的不透明石頭。

## 真言

*我內心平靜。*

## 處方#1—琥珀

琥珀能在你感覺焦慮時提供支持。關於社交焦慮，當你進到高度社交性的場合時，可以配戴琥珀項鍊、手鐲或戒指，或者放一塊琥珀（小心包裹起來——琥珀相當脆弱）在褲子口袋。在這類場合中，琥珀能幫助你緩和焦慮。

**將琥珀握在你的接收（非慣用）手，並注意它傳遞的溫暖。**

**想像一道黃光從你的太陽神經叢輪連結到房間中其他人的太陽神經叢輪。**

**按你所需拉長深呼吸的時間，直到焦慮消退。**

## 處方#2—蘇打石

蘇打石擁有讓人鎮定的藍色，是絕佳的抗焦慮石。

*將蘇打石握在你的給予（慣用）手。平靜地坐好。如果你覺得放心，不妨閉上眼睛。*

*想像你的焦慮流過你慣用的手臂，進到你的手，然後注入蘇打石。在想像的同時複誦真言。*

*每天至少進行一次這個流程，並且每天淨化蘇打石。*

## 處方#3

## 薰衣草精油和紫水晶

我以前時常感到焦慮，每當我想辦法要入睡時，多半在夜裡發作。結果，我因為焦慮誘發的失眠，度過了許多不成眠的夜晚。如果你也像我一樣，總是在設法入睡前開始焦慮，不妨試試以下這個雙重療法。

*在浴缸裡注入溫水，加入四滴和酒精調合的薰衣草精油。浸泡十到二十分鐘。當你開始感到焦慮時，想像焦慮飄散，並複誦真言或者只說「平靜」兩字。*

*坐在浴缸裡排掉裡面的水，想像你的焦慮跟著水被排出。等到水完全排乾時（你的焦慮也隨之而去），出浴缸並擦乾身體。*

*然後爬上床，床頭底下事先用膠帶黏貼一塊紫水晶，或者在床頭櫃擺放紫水晶（或者雙管齊下）。同樣的，當你開始感到焦慮時，想像它們像雲一樣飄出你的頭部，進入宇宙中。複誦真言。*

# 平衡

我發現一旦我在任何方面失衡，便會感覺生活失控和不快樂，直到我能重新恢復平衡為止。缺乏平衡顯現在許多方面，例如工作—生活的失衡；過度專注於身、心或靈，而犧牲了其他；或者累積太多壓力而不夠放鬆，這只是隨手列舉一些。第一步是承認你在某方面失衡。接下來，利用這些處方使你重新恢復平衡。

## 真言

*我一切保持平衡。*

## 處方#1—彩虹螢石

擁有一系列顏色的彩虹螢石能幫助平衡能量。當你感覺失衡時，不妨配戴彩虹螢石首飾。

***每天數次（例如睡醒和上床睡覺之前）將彩虹螢石握在你的接收（非慣用）手。***

***複誦真言。***

## 處方#2—綠松石

綠松石是幫助平衡能量，以及使你內心平和安詳的和諧石。

*當你想尋求平衡時，配戴綠松石首飾是利用這種石頭的絕佳方式。*

*要記得每隔幾天淨化綠松石，以維持其和諧的力量。*

## 處方#3

## 黑電氣石與白水晶

黑電氣石和白水晶是和諧的組合，創造流通你全身的平衡能量。

*躺在地板或舒服的床或沙發上。*

*在海底輪附近放置一塊黑電氣石，在頂輪附近放置一塊石英。如果你覺得放心，不妨閉上眼睛。*

*想像能量從海底輪流動到頂輪，然後返回。如果你願意，複誦真言。*

# 界限

設定健康的界限，對許多人來說是困難的事。然而，維持這些界限對於心理、精神、情緒和身體健康至關重要。有妥當穩固的界限能保護你的自我感，同時可以讓你用對彼此仁善和同理的方式跟別人互動。然而界限不能穩固到必要時無法容得下愛，因此界限需要穩固但具有彈性，而且終究能夠保護自己。

## 真言

*我的界限穩固，但具有足夠的彈性來容納愛。*

## 處方#1—黃色藍晶石

黃色藍晶石具有兩種特性，使之成為設定界限的理想石頭。首先，它屬於三斜晶系水晶，是一種界限或周圍石。再者，它支援健康的自我感與界限能量所在的太陽神經叢輪。

***當你進行冥想時，握住黃色藍晶石在你的給予（慣用）手並複誦真言。***

***持續這個過程五至十分鐘，直到你感覺你的界限已經穩固就位。***

## 處方#2—綠松石

綠松石，另一種三斜晶系水晶，是絕佳的界限設定石。我建議使用綠松石首飾。

***在早上配戴一件綠松石首飾。***

***複誦真言時想像能量從綠松石散發出來，並且包圍住你。***

## 處方#3—拉長石

拉長石幫你找到自主權以及連結你的直覺，協助你擁有設定健康界限的力量。拉長石也是與喉輪有關的石頭，有助於讓你說真話，這是表明你的界限不可或缺的。

***當有人要求你做某件事，別急著答應，先暫停一下。***

***在手裡握住一塊拉長石，問問自己：「這是否是我個人界限內該做的事？」看看會浮現什麼答案。***

***如果你感覺這超出你的界限，儘管加以拒絕。***

# 悲憫

悲憫，無論對自己或別人，是你所能培養最重要的特質之一。有時我們難以有悲憫心，包括善待自己，但這是一項不可或缺的高振動特質，讓我們體驗到神性的自我和他人。

## 真言

*我以慈悲之眼觀看眼前的眾生與萬事萬物。*

### 處方#1—粉晶

悲憫是出自你靈性的一種情緒。由於為了想要放大悲憫，所以使用能幫助你發展和滋養這個重要特質的放大石。粉晶是培養悲憫的高振動石頭，加上作為六方晶系水晶，本身也是天然放大器。

*為了善待自己，將粉晶握在你的接收（非慣用）手，貼近心臟。*

*為了悲憫別人，將粉晶握在你的給予（慣用）手，貼近心臟。*

*如果你覺得放心，不妨閉上眼睛。複誦真言，感覺悲憫在你之中流動。*

### 處方#2—海藍寶石

有時我們很難感覺悲憫，直到你放下評斷。海藍寶石是另一種能幫助你放手的六方（放大）水晶。

*當你注意到評斷自己或別人，正在阻礙你發揮悲憫心時，將海藍寶石握在你的給予（慣用）手，想像你放下評斷。*

*當你握著石頭，複誦這句真言：「我拋下評斷，允許發揮悲憫心。」*

## 處方#3─橄欖石冥想

橄欖石是另一種心之石、悲憫石。

*舒服地躺下來，將橄欖石置於心輪。留意心臟的搏動。如果你覺得放心，不妨閉上眼睛。*

*想像你對某人或某物懷抱極大的悲憫。將那種愛和悲憫的感覺拉進你心中，感覺它隨著每次的心臟搏動充滿你的身體，透過全身的血管進到身體的每一部位，並擴展到體外，進入周遭世界。*

*隨你高興持續這個過程。*

# 勇氣

勇氣無關不害怕,而是關乎你知道對你而言,什麼是對的事,即使當你感到害怕。勇氣是源自太陽神經叢輪的一種特質,因此這是我們的水晶處方專注之處。

## 真言

*我有勇氣去做我知道符合我最高和最大福祉的事。*

## 處方#1─黃水晶

黃水晶是一種放大石,其金黃色在太陽神經叢輪的頻率振動。因此,黃水晶是力量強大的勇氣石。

***當你需要勇氣,將黃水晶握在你的接收(非慣用)手。***
***複誦真言。***

## 處方#2─海藍寶石

海藍寶石以勇氣石著稱,所以當你需要鼓起勇氣時,是隨身攜帶或作為首飾配戴的絕佳選擇。

***在你知道你即將做一件需要勇氣來跨出舒適圈的事情時,不妨配戴海藍寶石手鐲、項鍊或戒指。***

***召喚其能量,讓你產生勇氣。複誦真言。***

## 處方#3—勇氣陣形

天河石是另一種勇氣石。利用海藍寶石和黃水晶，以天河石為焦點石或中心石，加上白水晶尖柱作為周圍石以導引和放大能量，擺設勇氣陣形。將它置於你待上許多時間的地方。

**形態：**正方形
**焦點石：**天河石（綠）
**意圖石：**海藍寶石（藍）、黃水晶
**周圍石：**白水晶尖柱（放大）

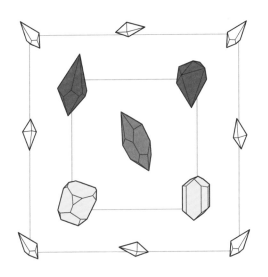

# 果斷

說到做決定，你的直覺和你的心是最佳指引。這些是眉心輪和心輪的管轄範圍。尤其專注於眉心輪，能使你連結到更高的引導，幫助你做出符合你最高和最大利益的決定。

## 真言

*我感謝直覺引導我，*
*做出符合我最高和最大福祉的決定。*

## 處方#1—紫水晶

紫水晶是連結你到你的神性指引系統，力量最強大的水晶之一。這種六方水晶放大來自高我的訊息，使你更容易辨認出它們是智慧的指引。

**當你需要做決定，將紫水晶握在你的接收（非慣用）手，並想像你必須做的抉擇。**

**複誦真言和靜坐等待，直到問題的答案浮現。**

## 處方#2—紫黃晶

紫黃晶連結眉心輪和太陽神經叢輪，從心臟汲取在兩者之間移動的能量。這使紫黃晶非常適合用來讓你依據更高的指引做決定，以及基於愛與慈悲還有直覺來做決定。

*平躺下來，放置一塊紫黃晶在心輪與喉輪之間（胸膛上端）。*

*提問關於你必須做的決定。*

*想像能量從太陽神經叢輪往上移動，經過心輪然後進入眉心輪。*

*讓答案浮現，指引你做出決定。*

## 處方#3—眉心輪陣形

用紫水晶和白水晶擺設眉心輪陣形。將它置於床頭櫃，在睡覺前提出你的問題，慢慢思索。紫水晶和白水晶會幫助你在睡覺時得到答案。你可以使用任何形狀和大小的石頭。

**形態：**眼形

**焦點石：**紫水晶（與眉心輪和直覺關係密切的石頭）

**周圍／意圖石：**白水晶（放大）

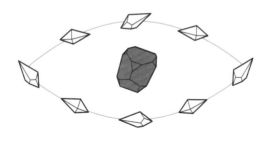

# 羨慕

羨慕及其近親妒忌，是使你無法在平和喜悅的道路上前進的情緒。這些情緒的產生，是因為誤以為如果別人擁有某樣東西，便代表我們不能或不會得到它。你可以專注於你選擇創造的事物，而非別人擁有，但你沒有的事物。

## 真言

*我正在創造我想要的生活。*

## 處方#1─綠東菱石

羨慕是另一種過剩的能量，所以能吸收能量的石頭是理想的選擇。雖然聽起來可能像老生常談，但綠色石頭適合用於釋放羨慕或妒忌。綠東菱石具備雙重用途，讓你放下羨慕，同時也支持個人目標。

*當你感到羨慕時，將一塊綠東菱石握在你的接收（非慣用）手，另一塊握在你的給予（慣用）手。*

*想像羨慕如綠煙從你的身體流瀉出來，進入接收手的石頭。*

*一旦羨慕已經離開你的能量場，轉移你的注意力到接收手並複誦真言。*

*完成時將接收手的石頭放在地上，讓大地吸收其能量並予以中和。*

## 處方#2—孔雀石

擁有不透明綠色的孔雀石能吸收負面情緒，例如羨慕。

*平躺下來，將孔雀石置於心臟處。如果你覺得放心，不妨閉上眼睛。*

*想像羨慕從你的身體流進孔雀石，直到你再也感覺不到它的存在。*

## 處方#3—光玉髓與磷灰石

光玉髓幫助你擺脫羨慕，而磷灰石幫助你為自己專心於朝正向的目標邁進。這是擺脫羨慕與妒忌非常有力的組合，因為一旦你朝著自己的目標積極前進，便比較不會關注別人擁有而你沒有的東西。這是簡單的冥想。

*舒服地或坐或躺。將光玉髓握在你的接收（非慣用）手，而磷灰石握在你的給予（慣用）手。*

*想像朝著你的目標邁進的積極行動，從磷灰石流進你的身體，而將羨慕和妒忌逼出你的接收手，進入光玉髓。*

*完成之後淨化光玉髓。*

# 寬恕

許多人誤解寬恕，以為是放過曾經對他們造成傷害的人。事實並非如此。寬恕關乎你選擇不再背負著別人的行為——或者你自己的行為，對你造成的痛苦。這是一種愛自己的舉動。

## 真言

*我放下過去的傷痛，帶著愛向前走。*

### 處方#1—阿帕契之淚

阿帕契之淚能幫助你克服難熬和痛苦的感覺，當你需要釋放負面的感覺，以便繼續前進和原諒時尤其有用。

*將阿帕契之淚握在你的給予（慣用）手，想像所有傷痛的感覺像陰影順著手臂往下流動，到達你的手，然後進入水晶。*

*當你感覺到被滌淨時，想像你需要原諒的那個人，並且說：「我放下你。我原諒你。」*

*按你的意願重複這個過程。*

## 處方#2—菱錳礦

菱錳礦是有助於寬恕的美麗粉紅色石頭。

*舒服地或坐或躺，用雙手將菱錳礦握在你的心臟處。*

*複誦真言，直到你感覺平靜。*

## 處方#3—寬恕陣形與冥想

擺設第43頁的寬恕陣形，放在你能舒服進行冥想的位置附近。在陣形旁或坐或躺，想像你有意寬恕的人。想像你們兩人之間有一條能量繫帶緊緊相連。接著切斷這條繫帶，同時複誦真言，或說：「我放下你。」一等到繫帶被切斷，想像你需要原諒的人被包裹在白光中。

# 感激

感激是十分強大的一種能量狀態。當你活在感激中，你的生活會發生真正的改變，因為它讓你與真實自我保持一致。感激使你專注於真正重要的事物。

## 真言

*我感激我所見、所知和所經歷的一切。*
*我因存在而感激。*

## 處方#1—粉晶

感激是源自心輪的一項特質，因此粉紅或綠色石頭具備特別強大的力量，來幫助你表達感激。如果你能找到的話，心形的粉晶是極有力量的石頭——配戴作為垂飾。如果你沒有心形的石頭，任何形狀都可以。

***配戴串在長繩上的粉晶，好讓它垂掛於心輪。***

## 處方#2—海藍寶石

如果你難以表達感激，藍色的石頭會活化你的喉輪，幫助你用言語表達。海藍寶石放大和幫助顯化，因此有助於幫你表達感激。

***配戴海藍寶石項鍊。***
***每天複誦幾次真言，幫助你更容易表達感激。***

## 處方#3—感激陣形

在你可以進行冥想的地方擺設心形陣形。然後坐在陣形旁。如果你覺得放心，不妨閉上眼睛。想像感激之情流過你的身體，進入你的心臟，並想像你的心臟將感激推送到全身。讓感激流遍你的全身。

**形態：**心形

**焦點石：**粉晶—心形，如果有的話，否則任何形狀都行（愛自己）

**周圍石：**白水晶（放大）

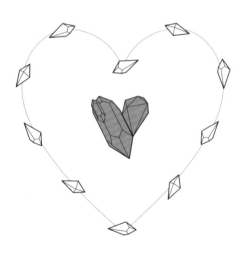

# 悲傷

悲傷是失落之餘的自然情緒，而且你必須允許自己完全體驗悲傷，它才會過去。然而，如果你陷在悲傷之中，會難以感受喜悅和感激的時刻。利用水晶能以健康的方式讓悲傷更容易過去，並幫助你消除陷在悲傷中而無法繼續向前的任何阻礙。

## 真言

*我進到愛裡來治癒我的痛苦。*

## 處方#1—阿帕契之淚

阿帕契之淚以治療悲傷的水晶而著稱。它們無法使悲傷消失，但能幫助你以健康的方式處理悲傷。

*睡覺時將阿帕契之淚放在床頭櫃，或者在處理悲傷時攜帶。*

## 處方#2—紅寶石

紅寶石能幫助治療重創的心。

*或坐或躺，握著紅寶石貼近你的心輪。*

*複誦真言同時想像發自紅寶石的療癒之光，進入和充滿你的身體，沖洗掉你的悲傷。*

## 處方#3—悲傷陣形

擺設悲傷歷程陣形,置於你的床底下,或者你待上許多時間的地方。將石頭排成螺旋形,以阿帕契之淚作為位居中央的第一顆石頭,其餘的石頭(依序)以螺旋形向外展開:赤鐵礦(應對憤怒)、彩虹螢石(應對否認)、藍色藍晶石(應對討價還價)、煙晶(應對抑鬱)和紫水晶(應對接受)。由於這個獨特的形態,在此沒有真正的焦點石或周圍石。取而代之,每顆石頭幫助你處理悲傷的每個階段。

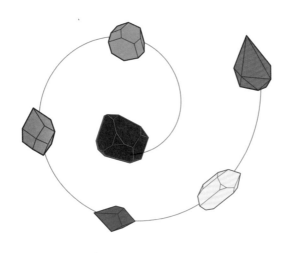

# 快樂

快樂是一種選擇，但有時當我們陷入日常生活的壓力和瑣事之中，會忘記為了培養快樂或喜悅，我們只需要做選擇就行了。以下的水晶處方能幫助你記得去選擇快樂，無論你外在的生活環境如何。

## 真言

*我隨時選擇喜悅和快樂。*

## 處方#1—琥珀

對我而言，琥珀是終極的快樂石。它有美麗的金黃色和自然的溫度，在你將它貼著皮膚時散發出來。配戴琥珀首飾能幫助你與快樂的能量一起振動。琥珀也能用作讓你記得選擇快樂的視覺提醒物。

**將琥珀首飾握在你的接收（非慣用）手。**

**複誦真言然後戴上。**

## 處方#2—煙晶

煙晶是將負面能量轉變為正面能量的美麗水晶。如果你即將度過一段艱困或充滿壓力的時期，並發現自己快樂不起來，可以在每隻手中握一塊煙晶進行冥想。

*想像你的負面情緒流過你的身體，進到你的給予（慣用）手，然後注入你手裡握的煙晶。*

*想像它將負面情緒轉變成快樂。*

*想像這快樂從你給予（慣用）手中的煙晶，流進你接收（非慣用）手中的煙晶，往上傳到手臂，接著進入你的心臟，然後推送到全身。*

## 處方#3—黃水晶

利用黃水晶幫助你成為散播快樂和喜悅的人。

*在與別人互動之前，先將黃水晶握在你的給予（慣用）手，並複誦這句真言：「無論我去哪裡、遇見什麼人，我永遠散播快樂。」*

*將黃水晶放在口袋裡，出發走進世界。你可以用相同的方法替小塊的黃水晶灌注意圖，然後當作禮物分贈給人，替別人帶來快樂。*

# 內在和平

一切的和平，無論是個人的和平、關係的和平、社會的和平或世界和平，都始於內在和平。不管外面的狂風暴雨如何肆虐，你藉由保持鎮定，替別人設下振動的榜樣，當別人透過你的榜樣找到和平，他們也會加以散播。處於這種和平境地是有可能的，即使當世界似乎陷入最深的黑暗。縱然在最艱困的時候，退回你的和平之境能幫助你度過難關。

## 真言

*無論周遭發生什麼，我安住於和平。*

## 處方#1—拉利瑪

拉利瑪具備夢幻般的藍色外表，是美麗的和平之石，也是我目前最喜歡的石頭之一（我最喜歡的石頭經常在變動）。

*利用拉利瑪作為凝視石。*

*放在距離你雙眼約一英尺的地方，凝視它的同時複誦真言。*

## 處方#2—藍色方解石

藍色方解石是另一種和平石。它能幫你帶來和平，即使在壓力最大的時候，例如當你腎上腺素激增，體驗戰或逃反應時。

*隨身攜帶一塊藍色方解石，在你需要和平時，握在你的接收（非慣用）手。*

*想像鎮定的藍色能量透過水晶進入你的手，流遍你的全身。*

## 處方#3—和平陣形

《寧靜禱文》（The Serenity Prayer）開創一條通往和平之路：改變你能控制的事、放手你無力控制的事，並瞭解其差別。這個水晶陣能幫助你達成和平的心境，即使在最艱困的環境下，因為它幫助你放手，克服想要控制的衝動，並找到內在的和平與智慧。

**形態：** 圓形（完整／統一）
**焦點石：** 綠松石（內在和平）
**意圖石：** 海藍寶石（放下）
**周圍石：** 紫水晶（智慧）

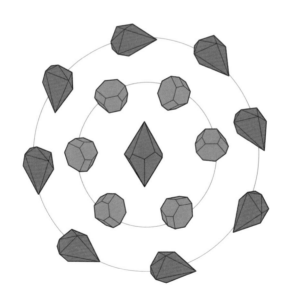

# 愛

〜〜〜〜〜〜〜〜〜〜〜〜〜〜〜〜〜〜〜

當人們問我有關水晶的事時，最常是為了尋求興旺和愛，要求我給予能量協助。所有的人在生活中都有愛（即使我們不知道），因為我們無條件地得到神的愛護。但有時如果缺乏浪漫愛情，我們會感覺寂寞，還有當我們關係觸礁時，會害怕可能失去愛。

## 真言

我將愛給予他人，一如我心懷感激地接受愛。

## 處方#1—粉晶

粉晶是最廣泛被運用於浪漫愛情（以及其他各種愛，包括無條件的愛）的水晶。雖然不是絕對必要，但使用心形的粉晶是錦上添花。

*如果你正在尋求浪漫愛情或伙伴關係，將粉晶握在你的心輪進行冥想。*

*想像愛的能量從你的心湧出，傳遞到水晶，然後以會吸引愛的神奇方式散播到宇宙。一面想像，一面複誦真言。*

## 處方#2—橄欖石

如果你在任何關係中（浪漫愛情或其他）遭遇困境，橄欖石是幫助釋放怒氣和受傷的感覺、以及帶來愛和修復關係的理想石頭。

*舒服地平躺下來，將橄欖石置於心輪。*

*想像與你發生不愉快經歷的那個人。想像看見綠光從你的心散發出來，透過橄欖石進入你想要設法與之修補關係的人心裡。*

*複誦這句真言：「我讓愛來療癒我們對彼此造成的痛苦。」*

## 處方#3—粉紅電氣石

如果你處於感覺缺乏信任的關係中，並因此造成愛被阻斷，你可以嘗試利用有助於建立信任的粉紅電氣石。

*將電氣石握在你的給予（慣用）手。*

*想像其能量包圍你們兩人。*

# 動機

實現夢想需要自我激勵。我明白有時你只是覺得比其他時候少一點動機。動機來自主宰個人意志的太陽神經叢輪。能量的失衡會影響動機，因此可利用水晶重新平衡能量，讓你再度朝向積極的方向邁進。

## 真言

*我能達成我選擇要做的事。*

## 處方#1─黃虎眼石

黃虎眼石是放大個人意志的石頭。

**將黃虎眼石貼近你的太陽神經叢輪（或舒服地躺著，把它放在你的太陽神經叢輪）並複誦真言。**

**或者，如果你想要蓄積做某件特定事情的動機，你可以唸誦針對該活動的真言，例如為了營養的飲食，「我選擇有益於整體健康的食物」，或者「我選擇住在乾淨的環境」，以激勵自己打掃居住空間。**

## 處方#2—彩虹螢石

彩虹螢石對於幫助你保持專注和積極非常有效。項鍊或垂飾極適合這個用途。

*當你需要動機時，將彩虹螢石項鍊或垂飾握在你的給予（慣用）手。*

*複誦真言，然後戴上首飾。*

## 處方#3—黃水晶與精油

結合水晶與精油能幫助提升專注力和動機。許多精油公司會製造自家的複方提振精油（例如Young Living的Motivation，或doTerra的Motivate），或者你也可以使單方精油，例如甜橙或檸檬精油。

*在進行冥想時擴散精油，握住黃水晶靠近你的太陽神經叢輪並複誦真言。*

# 負面能量

負面能量可能來自你自己或別人，甚或世界大事，但無論它從何而來，那是一種使你動彈不得的能量，並且使你難以專注在生活中創造正面事物。再者，處在負面消極的環境中並不有趣。利用水晶能幫助你改變負面能量和專注於正面事物。

## 真言

*我選擇保持積極。*
*用正向觀點看待我所見和所經歷的一切。*

## 處方#1—煙晶

如同我先前所說，我在我的地產周遭和房屋四周遍撒煙晶屑，如此一來進入我的地產和個人空間的一切能量，都被轉變成正面能量。你當然可以這麼做，但用不著做到這種程度。

**將煙晶置於你的床下或辦公桌下，它會幫助你將周遭的能量，從負面能量轉變成正面能量。**

**要時常淨化煙晶，尤其如果你處在負面環境中。**

## 處方#2─赤鐵礦戒指

赤鐵礦是能吸收負面能量的石頭，無論這能量來自你自己、他人或環境。

*配戴赤鐵礦戒指或鑲有黑電氣石的戒指。*

*在戴上戒指之前，先握在手裡並複誦真言。*

*定期淨化石頭，如果赤鐵礦戒指破裂了便更換。*

## 處方#3─喜馬拉雅鹽燈

雖然直到現在我才將它列入本書，但粉紅色的喜馬拉雅岩鹽是一種水晶，極適合用來在你的住處創造正面環境。利用粉紅色的喜馬拉雅鹽燈或燭臺，放在你待上許多時間的房間位置。當燈泡或燭焰的溫度穿透岩鹽，會產生正面能量場和淨化負面能量。

# 耐心

我家有個傳聞，在某些情況下我偶爾會缺乏耐心，這使得我跟別人沒什麼兩樣。有時保有耐心並不容易，但也有些時候，我們擁有聖徒般的耐心。當你需要一些額外的耐心時，以下的水晶處方能幫助你。

## 真言

*這件事也會過去。一切都是暫時的。*

## 處方#1—白紋石

白紋石能教導你耐心。如果你的生活方式使你得經常應付缺乏耐心的問題（幼小的孩子、銀行裡的大排長龍、學校停車場的混亂），白紋石是好用的石頭。

**口袋裡放一塊光滑的白紋石。**

**當你開始感覺失去耐心時，將白紋石當作忘憂石並複誦真言。**

## 處方#2―天河石

如果你因為廣義的缺乏耐心而遭殃（換言之，如果你通常就是沒耐性的人），試試天河石，它能夠撫慰煩躁的神經，幫助你安定下來，變得更有耐性。

**在你的口袋裡裝一塊天河石，或著帶著天河石睡覺，或者將它放在床邊或床底下。**

## 處方#3―拉長石

有時我們真正需要的是對自己的耐心。拉長石能幫我們做到這件事。我家裡到處都有拉長石，我也經常配戴拉長石首飾，可能因此讓我變得比較有耐心。我大力推薦拉長石首飾。

**在配戴上拉長石首飾之前，先將它握在你的接收（非慣用）手。**

**說出這句真言：「我充滿耐心。我安住和平。」**

# 豐盛

許多生命很難朝豐盛的方向發展，往往是因為我們社會中充斥相反的信念，也就是匱乏。要豐盛的關鍵是相信資源是足夠的，你並不需要奪取別人的東西。大多數人以為興旺只與金錢有關，但事實上它是關乎擁有大量你重視的東西，包括愛、慈悲、喜悅、友誼、健康還有金錢。

## 真言

*我感謝我是豐盛的。*

## 處方#1─黃水晶

黃水晶是最廣為人知的興旺石。我很喜歡結合黃水晶與風水（安排空間以利能量流動的中國術法）。你家中的每個房間都有一個旺位，你的整棟房子也是。為了找出每個房間或整棟房子的旺位，你要站在房間或房子的入口向內觀察。每個房間和房子的左後角是旺位。如果你對方位極有概念，或喜歡玩羅盤，每個房間和房子的西南角也是財位。利用上述的方法來判定你的旺位。

*在擺放黃水晶之前，先將每塊黃水晶握在你的給予（慣用）手，同時複誦真言。*

*將黃水晶置於每個房間和整棟房子的旺位。*

## 處方#2—東菱石

綠東菱石也是強力吸引旺氣的石頭。

**將綠東菱石握在你的接收（非慣用）手，並想像你自己有磁性，將旺氣吸到自己身上。**

**複誦真言五至十分鐘。**

## 處方#3—豐盛陣形

擺設豐盛陣形。將它放在房子的旺位，如處方#1的描述——上一頁的黃水晶。

**形態：**雙魚囊（創造力）
**焦點石：**黃水晶（豐盛）
**意圖石：**綠松石（好運與發達）
**周圍石：**白水晶（放大）

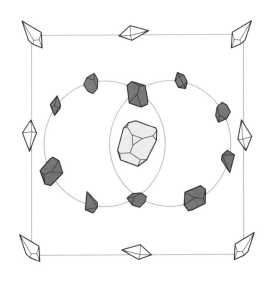

# 懊悔

懊悔是一種對我們不一定有用處的情緒。我視懊悔為未解決的罪惡感或羞愧感的長期影響。當我們心懷懊悔，便無法專注於我們在目前生活中所選擇的事物，而是我們曾經選擇或未曾選擇的事物。懊悔使你專注於過去，而非根植於此時此刻。要克服懊悔必須自我寬恕。

## 真言

*我走出過去的懊悔。我原諒我自己。*

## 處方#1—粉晶

善待自己才能放下懊悔。粉晶是能幫助你原諒自己、懂得善待自己和放下懊悔的美麗水晶。

*平躺下來，將粉晶置於心輪。*

*如果你覺得放心，不妨閉上眼睛。複誦真言。*

## 處方#2—煙晶

煙晶能幫助你拋開舊思維，懊悔不正是不再適合你的舊想法？

*在口袋裡放一塊煙晶。*

*如果你感覺懊悔來襲，或者發現你不知怎的想起過去，將煙晶握在你的給予（慣用）手，複誦真言直到懊悔消退。*

*持續地這麼做。*

# 處方#3—放下懊悔陣形

　　擺設放下懊悔的陣形。將這個水晶陣布置於你的床底，或者你待上許多時間的平坦處。

**形態：** 三角形（連結身心靈）
**焦點石：** 煙晶（放下舊的信仰體系以及將負能量轉變成正能量）
**意圖石：** 海藍寶石（拋開舊形態）
**周圍石：** 黑電氣石（吸收負面能量）

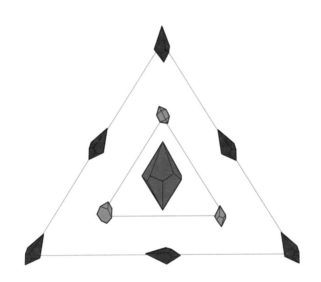

# 拒絕

當你被拒絕時，你會感覺受傷，無論在個人關係中，或者關於其他事，例如工作。在任何時候用任何方式敞開自己，你都冒著被拒絕的風險。這是生活中會發生的事，你無法加以控制。然而你能控制的是你對於被拒絕的反應，或者因為被拒絕而使你無法嘗試新事物的恐懼。

## 真言

*即使感到害怕，*
*我也要冒險尋求我最高、最大的美善。*

## 處方#1—粉晶

如果我們對於遭到拒絕耿耿於懷，我們會因此被刺痛。我們無法控制別人想要我們、喜歡我們或選擇我們，話雖如此，但這樣並不能使我們免於被拒絕的傷害。要療癒被拒絕的痛苦，你需要回到愛自己的基礎上，而粉晶對此非常有效。

***如果你正因為被拒絕的刺痛而受傷害，不妨戴配粉晶首飾。***
***想像無條件的愛從粉晶流出，遍及你的全身。***

## 處方#2—赤鐵礦

要克服被拒絕的恐懼，終究得從克服恐懼著手。恐懼是源自海底輪的一種情緒，與安全和安全感有關。

*進行冥想時將赤鐵礦握在你的接收（非慣用）手。*

*一面複誦真言，一面想像你害怕被拒絕的恐懼像一團黑霧，從你的身體流出，進入赤鐵礦。*

*做完冥想後淨化赤鐵礦。*

## 處方#3—黃虎眼石

遭受拒絕在太陽神經叢輪打擊我們，影響我們的自我形象和自我價值。強化這個脈輪能幫助你克服以往被拒絕的痛苦，並且使你對未來遭受拒絕的痛苦免疫，因為如果你擁有強大的自我價值感，便比較不容易在被拒絕時蒙受不良影響。

*舒服地躺下來，將黃虎眼石放在你的太陽神經叢輪，善用這種水晶。*

*想像能量流遍全身，強化你的自我價值感。*

# 自信

自信與自大之間隔著一條細線。有些人可能過度自信，卻缺乏支撐自信的技能或知識；有些人極有能力，但不相信他們的成就是應得的，因為他們可能覺得自己是「騙子」。上述是自信的兩個極端例子：自信過度與不足。採取中庸之道是完美的平衡，讓你得以成功、快樂和自信，因此平衡這些能量至關重要。

## 真言

*我無條件地接受自己。*

## 處方#1—黃虎眼石

利用黃虎眼石進行冥想，幫助你建立自信，同時吸收可能使你變得自大的任何過剩能量。

*進行冥想時，將黃虎眼石握在你的給予（慣用）手，貼著太陽神經叢輪。*

*複誦這句真言：「我接受本然的我。」*

## 處方#2—黃水晶

黃水晶是具有放大功效的水晶，同時也強化自信。

*進行冥想時，將黃水晶握在你的接收（非慣用）手，同時說出真言。*

*想像黃水晶發出金光，完全包圍住你，成為注入你身體的自信。*

## 處方#3—琥珀

琥珀支援太陽神經叢輪能量，並保護其自信的熱度。

*如果你的自信過高或過低，我建議配戴琥珀。項鍊或手鐲就琥珀來說是最佳位置。*

# 壓力

現代生活充滿壓力。我們不僅有日常生活的壓力，例如工作、家庭義務和個人活動，還得體驗世界大事帶來的壓力，以及似乎時常令人覺得失控的憂慮。然而，壓力管理是維持整體健康與平衡所不可或缺。

## 真言

*釋放。*

## 處方#1—黃虎眼石

壓力影響你的腎上腺，而腎上腺與太陽神經叢輪有關。黃虎眼石能吸收因壓力而造成失衡的過剩能量，幫助你重新恢復平衡。

**平躺下來，將黃虎眼石置於你的太陽神經叢輪。**

**按你需要的次數深呼吸和複誦真言，直到你感覺鎮定為止。**

## 處方#2—煙晶

煙晶擁有非常穩定的能量，能幫助你迅速恢復平衡，當你面對高壓的處境而進入戰或逃的模式時。這是我幾乎會隨時攜帶的石頭，因為我發現當我感到有壓力時，煙晶極具安慰和平衡的效果。

*當你注意到壓力，將煙晶握在任何一隻手中。*

*如果你覺得放心，不妨閉上眼睛。吸氣，然後在吐氣時複誦真言。*

*持續這個過程，直到平撫你的壓力。*

## 處方#3—赤鐵礦

壓力在本質上是一種恐懼反應，而赤鐵礦是最能吸收恐懼的石頭之一。

*當你感受到壓力時，將赤鐵礦握在你的接收（非慣用）手。*

*想像壓力的能量像烏雲，從你身上流入赤鐵礦。*

*使用之後淨化赤鐵礦。*

# 信任

只有當你相信自己安全無虞時，才可能產生信任。許多曾在童年時期經歷過情緒、身體或心理創傷的人（即便是輕微的創傷，這意味著差不多每個人都經歷過），偶爾會難以信任，因為在某個時間點，他們會將某個經驗詮釋成他們並不安全。因此建立信任的方法，是努力在各方面讓你察覺自己安全無虞。

## 真言

*我信任宇宙的善意。我是安全的。*

## 處方#1—石榴石

安全與安全感問題存在於海底輪，所以平衡這個脈輪的能量，讓自己感覺有足夠的安全感而得以產生信任是至關重要的。

**舒服地或坐或躺，將紅石榴石放在你的海底輪附近。**

**如果你覺得放心，不妨閉上眼睛。**

**深呼吸並複誦真言。**

## 處方#2一光玉髓

萬一你感覺無法信任自己？比起給予別人承諾，我們大多更容易打破對自己的承諾，而導致對自己缺乏信任。缺乏正直（包括對自己）是臍輪問題，而光玉髓能平衡這個脈輪。

*舒服地躺著，將光玉髓置於臍輪。*

*複誦這句真言：「我信任我自己，因為我信守對自己的承諾。」*

## 處方#3一紫水晶

人們往往感覺無法信任的另一個事物是宇宙。他們可能覺得生活通常是不安全的，紫水晶幫助你連結神性指引，而遵從神性指引所獲致的良好結果，使你更信任宇宙。

*將紫水晶置於你的眉心輪。*

*進行冥想時複誦真言。*

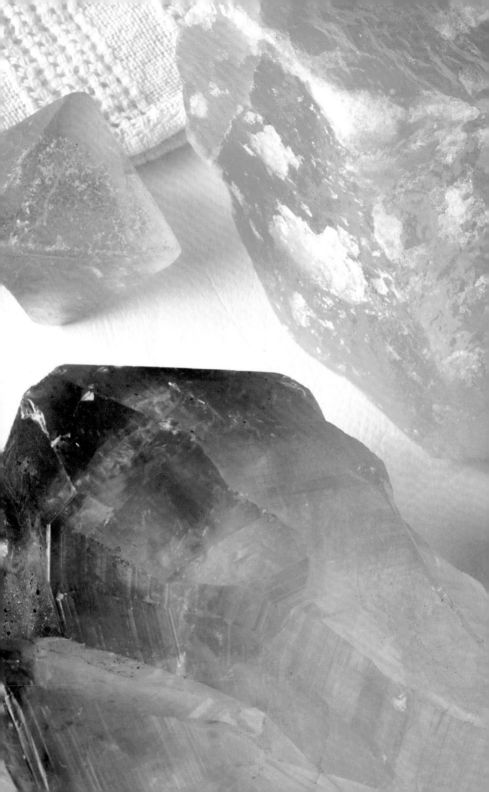

# 鑑識你的水晶
## 顏色指南

| | 黑 | | |
|---|---|---|---|
| | 阿帕契之淚 | | 黑方解石 |
| | 赤鐵礦 | | 黑玉 |
| | 黑碧玉 | | 黑藍晶石 |
| | 磁石 | | 黑曜石 |
| | 縞瑪瑙 | | 黑蛋白石 |
| | 黑電氣石 | | |

| | 藍 | | |
|---|---|---|---|
| | 藍紋瑪瑙 | | 藍磷灰石 |
| | 海藍寶石 | | 藍東菱石 |
| | 藍方解石 | | 藍玉髓 |
| | 藍螢石 | | 藍色藍晶石 |
| | 拉長石 | | 青金石 |
| | 拉利瑪 | | 藍寶石 |
| | 蘇打石 | | 坦桑石 |
| | 藍虎眼石 | | 綠松石 |

| 棕 | | | |
|---|---|---|---|
| | 棕瑪瑙 | | 棕磷灰石 |
| | 橙東菱石 | | 碧玉 |

| 灰 | | | |
|---|---|---|---|
| | 黑或灰瑪瑙 | | 波斯瓦那瑪瑙 |
| | 灰東菱石 | | 煙晶 |

| 綠 | | | |
|---|---|---|---|
| | 苔蘚瑪瑙 | | 天河石 |
| | 綠東菱石 | | 綠方解石 |
| | 祖母綠 | | 綠簾石 |
| | 綠螢石 | | 鉻雲母 |
| | 綠色貴榴石 | | 翠玉 |
| | 孔雀石 | | 捷克隕石 |
| | 橄欖石 | | 綠電氣石 |

| 橘／桃 | | | |
|---|---|---|---|
| | 橙磷灰石 | | 橙東菱石 |
| | 光玉髓 | | 鐵鈣鋁榴石 |
| | 桃色月光石 | | 火蛋白石 |
| | 帕帕拉夏（橘黃）藍寶石 | | |

| 彩色 | | | |
|---|---|---|---|
| | 條紋瑪瑙 | | 紫黃晶 |
| | 彩虹螢石 | | 西瓜電氣石 |

| 粉紅 | | | |
|---|---|---|---|
| | 粉紅磷灰石 | | 粉紅方解石 |
| | 粉紅賽黃晶 | | 粉紅螢石 |
| | 菱錳礦 | | 粉晶 |
| | 粉紅電氣石 | | |

| 紫 | | | |
|---|---|---|---|
| | 紫瑪瑙 | | 紫水晶 |
| | 紫方解石 | | 紫螢石 |
| | 淡紫玉 | | |

| 紅 | | | |
|---|---|---|---|
| | 紅瑪瑙 | | 紅方解石 |
| | 紅石榴石 | | 紅玉 |
| | 紅碧玉 | | 紅寶石 |
| | 紅虎眼石 | | |

| 白／透明 | | | |
|---|---|---|---|
| | 白瑪瑙 | | 白方解石 |
| | 賽黃晶 | | 透明螢石 |
| | 白紋石 | | 白玉 |
| | 月光石 | | 蛋白石 |
| | 白水晶 | | 透石膏 |

| | | | |
|---|---|---|---|
| | 黃瑪瑙 | | 琥珀 |
| | 黃磷灰石 | | 黃東菱石 |
| | 黃方解石 | | 黃水晶 |
| | 黃賽黃晶 | | 黃螢石 |
| | 黃玉 | | 黃藍晶石 |
| | 黃虎眼石 | | 黃拓帕石 |

# 詞彙表

**肯定語（affirmation）**正向意圖的陳述。

**聚合物（aggregate）**由數種礦物結合而成、無晶體結構的物質。

**氣場（aura）**延伸到身體之外的能量場。

**脈輪（chakra）**連結物質與非物質事物的能量中心。

**充電（charging）**添加意圖到水晶能量中的方法。

**淨化（cleansing）**清除水晶的能量，以便使它們能以自身頻率共振。

**晶系（crystal system）**依據水晶晶體結構形態所做的分類系統。

**神性（divine）**更高領域。

**能量（energy）**宇宙中構成一切事物基礎的物質。

**同步化（entrainment）**有不同振動頻率的兩個能量系統，在靠近彼此時同步一致。

**給予手（giving hand）**從你的身體傳送能量出去的手，通常是你的慣用手。

**接地（grounding）**根植你的能量於大地能量。

**六方（hexagonal）**一種晶系結構；六方水晶顯化能量。

**更高意識（higher consciousness）**你的高我、神性部分、你的靈魂。

**直覺（intuition）**來自更高意識的訊息。

**等軸（isometric）**一種晶系結構；就能量角度而言，等軸水晶是放大器。

**真言（mantra）**冥想時唸誦用以集中心智的任何話語。

**單斜（monoclinic）**一種晶系結構；就能量角度而言，單斜水晶提供保護。

**斜方（orthorhombic）**一種晶系結構；就能量角度而言，斜方發揮淨化、清除和釋放功效。

**接收手（receiving hand）**藉以接收能量的手，通常是你的非慣用手。

**正方（tetragonal）**一種晶系結構；就能量角度而言，正方水晶幫助你達成願望。

**三斜（triclinic）**一種晶系結構；就能量角度而言，三斜水晶設定界限和阻隔能量。

**忘憂石（worry stone）**供拇指摩擦，滑潤扁平的石頭。

# 延伸資源

## 網站

Amazon.com　提供精選的喜馬拉雅岩燈。輸入「Himalayan salt lamp」（喜馬拉雅鹽燈）搜尋。

Crystal-Cure.com 水晶商品以及關於水晶及其特性的資訊。

HealingCrystals.com　我最喜歡的線上水晶商店，提供大量水晶相關資訊和販售。

Minerals.net 提供關於礦物科學與技術資訊的資料庫。

Myss.com　作家卡洛琳•密斯（Caroline Myss）的網站，提供關於脈輪的絕佳資訊。

## 書籍

*The Chakra Bible: The Definitive Guide to Working with Chakras*〔脈輪聖經〕by Patricia Mercier (New York: Sterling Publishing, 2007)

*Crystals for Healing: The Complete Reference Guide with Over 200 Remedies for Mind, Heart & Soul*〔水晶治療〕by Karen Frazier (Berkeley, CA: Althea Press, 2015)

*Higher Vibes Toolbox: Vibrational Healing for an Empowered Life*〔更高的振動〕by Karen Frazier (La Vergne, TN: Afterlife Publishing, 2017)

*The Subtle Body: An Encyclopedia of Your Energetic Anatomy*〔微妙的身體〕by Cyndi Dale (Louisville, CO: Sounds True, 2014)

## 應用軟體

Bowls—Authentic Tibetan Singing Bowls〔真實西藏頌鉢〕(Ocean-house Media, 2015)

Crystal Guide Pocket Edition〔水晶指南袖珍版〕by Mark Stevens (Mark Stevens, 2017)

New Age Stones and Crystal Guide〔新世紀寶石與水晶指南〕by August Hesse (Star 7 Engineering, 2010)

Solfeggio Sonic Sound Healing Meditations〔音階名唱法音波治療冥想〕by Glenn Harrold and Ali Calderwood (Diviniti Publishing, 2017)

# 參考書目

Crystal Age. "A Brief History of Crystals and Healing." Accessed June 13, 2017. www.crystalage.com/crystal_information/crystal_history/.

"The Seven Crystal Systems." Accessed June 13, 2017. www.crystalage.com/crystal_information/seven_crystal_systems/.

Dictionary.com. "Piezoelectric Effect." Accessed June 13, 2017. www.dictionary.com/browse/piezoelectric-effect.

GemSelect. "How Gemstones Get Their Colors." March 11, 2008. Accessed June 13, 2017. www.gemselect.com/other-info/about-gemstone-color.php.

Golombek, D. A., and R. E. Rosenstein. "Physiology of Circadian Entrainment." *Physiological Reviews* 90, no. 3 (July 2010): 1063–102. doi:10.1152/physrev.00009.2009.

Hadni, A. "Applications of the Pyroelectric Effect." *Journal of Physics E: Scientific Instruments* 14, no. 11 (November 1981): 1233–240. iopscience.iop.org/article/10.1088/0022-3735/14/11/002/pdf.

Larson Jewelers. "What Is the Difference Between a Gemstone,

Rock, and Mineral?" May 17, 2016. Accessed June 13, 2017. blog. larsonjewelers.com/difference-between-a-gemstone-rock-and-mineral/.

Minerals Education Coalition. "Quartz." Accessed June 13, 2017. mineraleducationcoalition.org/minerals-database/quartz/.

Online Dictionary of Crystallography. "Crystal System." June 7, 2017. Accessed June 13, 2017. reference.iucr.org/dictionary/Crystal_system.

ScienceDaily. "Pyroelectricity." Accessed June 13, 2017. www.sciencedaily.com/terms/pyroelectricity.htm.

Shea, Neil. "Cavern of Crystal Giants." *National Geographic*. November 2008. Accessed June 13, 2017. http://ngm.nationalgeographic. com/2008/11/crystal-giants/shea-text.

Starr, Michelle. "Quartz Crystal Computer Rocks." CNET. May 19, 2014. Accessed June 13, 2017. www.cnet.com/news/quartz-crystal-computer-rocks/.

Thompson, R. J., Jr. "The Development of the Quartz Crystal Oscillator Industry of World War II." *IEEE Trans Ultrason Ferroelectr Freq Control* 52, no. 5 (May 2005): 694–7. www.ncbi.nlm.nih.gov/

pubmed/16048172.

The Watch Company, Inc. "Quartz Watches." WatchCo.com. Accessed June 13, 2017. www.watchco.com/quartz-watches/.

Crystals for Beginners
by Karen Frazier
Copyright © 2017 Callisto Media Inc.
All rights reserved.
First published in English by Althea Press, a Callisto Media Inc imprint
Chinese complex translation copyright © Maple Publishing Co., Ltd., 2020
Published by arrangement with Callisto Media Inc
through LEE's Literary Agency

# 水晶能量療癒指南

出　　　　版／楓樹林出版事業有限公司
地　　　　址／新北市板橋區信義路163巷3號10樓
郵 政 劃 撥／19907596　楓書坊文化出版社
網　　　　址／www.maplebook.com.tw
電　　　　話／02-2957-6096
傳　　　　真／02-2957-6435
作　　　者／凱琳‧弗雷澤
審　　　定／黃裳
翻　　　譯／亞瑟
企 劃 編 輯／陳依萱
校　　　對／黃薇霓
港 澳 經 銷／泛華發行代理有限公司
定　　　價／420元
二 版 日 期／2021年1月

國家圖書館出版品預行編目資料

水晶能量療癒指南 ／ 凱琳‧弗雷澤作；
亞瑟翻譯. -- 初版. -- 新北市：楓樹林，
2020.10　面；　公分
　譯自：Crystals for beginners.
　ISBN 978-957-9501-89-7（平裝）

1. 另類療法　2. 水晶　3. 能量
418.995　　　　　　　　109011194